**Condutas em Cirurgia
de Urgência**

CLÍNICA CIRÚRGICA E CLÍNICA GERAL

Outros livros de interesse

Abaunza e Rasslan – Problemas Abdominais Complexos em Cirurgia (edição em espanhol)
Alcidarta – Cirurgia Dermatológica em Consultório
Alcino Lázaro – Tratamento do Câncer Reto-Anal
Almiro – Dessangramento e Garroteamento dos Membros Inferiores – Suas Aplicações em Cirurgia Segmentar e Ortopédica
Alves – Dicionário Médico Ilustrado Inglês-Português 2ª ed.
APM-SUS – O que Você Precisa Saber sobre o Sistema Único de Saúde
Aun – Cirurgia Endócrina
Barbosa – Controle Clínico do Paciente Cirúrgico 6ª ed.
Birolini – Cirurgia de Emergência – Com Testes de Auto-Avaliação
Birolini – Condutas em Cirurgia de Emergência
Bogossian – O Choque 3ª ed.
Bogossian – Choque Séptico
Bogossian – Traumatismo Torácico
Bonaccorsi – Disfunção Sexual Masculina – Tudo o que Você Precisa Saber
Bonno – Consulta em Cirurgia Vascular
Brasilino de Carvalho – Tratado de Cirurgia de Cabeça e Pescoço e Otorrinolaringologia (2 vols.)
Browse – Exame Clínico do Paciente Cirúrgico – Fundamentos Diagnósticos
Burihan – Condutas em Cirurgia – Departamento de Cirurgia da Escola Paulista de Medicina, UNIFESP
Cabrera e Lacoste – Cirurgia da Insuficiência Cardíaca Grave
CBC (Colégio Brasileiro de Cirurgiões) – Cirurgia Torácica Geral
CBC (Colégio Brasileiro de Cirurgiões) – Clínicas Brasileiras de Cirurgia
  Vol. 1/96 – Marcos Moraes – Princípios Gerais de Cirurgia Oncológica
  Vol. 2/96 – Fernando Barroso – Cirurgia da Doença Péptica Gastroduodenal
  Vol. 3/96 – João Marchesini – Doença do Refluxo Gastroesofágico
  Vol. 1/97 – Alcino Lázaro – Hérnias da Parede Abdominal
  Vol. 2/97 – Ximenes e Saad Jr. – Cirurgia Torácica
  Vol. 3/97 – Habr-Gama – Doença Inflamatória Intestinal
  Vol. 2/98 – Savassi e Rodrigues – Complicações em Cirurgia do Aparelho Digestivo
  Vol. 1/99 – José Antonio – Cirurgia Ambulatorial
  Vol. 2/99 – Margarido – Aspectos Técnicos em Cirurgia
  Vol. 3/99 – Oliveira – Cirurgia Cardiovascular
  Vol. 4/99 – Campos – Nutrição em Cirurgia
CBC (Colégio Brasileiro de Cirurgiões) – Hemorragias
Cesaretti – Assistência em Estomaterapia – Cuidando do Ostomizado
Coelho – Aparelho Digestivo - 3ª ed. – Clínica e Cirurgia (2 vols.)
Condon e Nyhus – Manual de Diagnóstico e Terapêutica em Cirurgia
Crispi – Tratado de Videoendoscopia Ginecológica
Dan – Nutrição Oral, Enteral e Parenteral na Prática Clínica 3ª ed. (2 vols.)
Delta Madureira – Técnicas Avançadas em Cirurgia Laparoscópica
Drummond – Dor Aguda – Fisiopatologia, Clínica e Terapêutica
Drummond – Medicina Baseada em Evidências 2ª ed.
Evandro Freire – Trauma: A Doença dos Séculos (2 vols.)
Fernando Paulino – Cirurgia das Vias Biliares
Figueiró e Bertuol – Depressão em Medicina Interna e em Outras Condições Médicas – Depressões Secundárias

Fortuna – O Pós-Operatório Imediato em Cirurgia Cardíaca – Guia para Intensivistas, Anestesiologistas e Enfermagem Especializada
Furtado – Transradial, Diagnóstico e Intervenção Coronária
Galvão – O Choque – Etiofisiopatologia, Clínica e Terapêutica
Gama, Martinez e Del Grande – Tratado de Clínica Cirúrgica do Sistema Digestório (2 vols.)
  Vol. 1 - Estômago
  Vol. 2 - Intestino Delgado
Garrido – Sociedade Brasileira de Cirurgia Bariátrica – Cirurgia da Obesidade
Gayotto e Avancini – Doenças do Fígado e Vias Biliares (2 vols.)
Goffi – Técnica Cirúrgica 4ª ed.
Hospital Israelita Albert Einstein – Protocolos de Conduta do Hospital Israelita Albert Einstein
Isac Filho – Cirurgia Geral – Pré e Pós-Operatório
Josias de Freitas e Figueiredo – Atlas de Cirurgia de Ambulatório 2ª ed.
Knobel – Memórias Agudas e Crônicas de uma UTI
Marcos Brasilino – Glândulas Tireóide e Paratireóides – Abordagem Clínico-Cirúrgica
Margarido – Técnica Cirúrgica Prática – Bases e Fundamentos
Marques Vieira, Pacheco e Marcus – Clínica Cirúrgica – Fundamentos Teóricos e Práticos (2 vols.)
Marques Vieira e Rodrigues – Condutas em Cirurgia – Gástrica, Biliar, Hepática, Pancreática, Endócrina, Esofagiana
Martins – Avaliação do Risco Cirúrgico e Cuidados Perioperatórios (Série Livros de Cardiologia de Bolso)
Martins e Cury – Temas de Cirurgia Pediátrica
Matos de Sá – Diagnóstico e Tratamento dos Tumores da Cabeça e Pescoço
Mattos – Urologia de Consultório
Morimoto e Birolini – Normas e Condutas em Cirurgia do Trauma – Hospital das Clínicas – FMUSP
Novais – Como Ter Sucesso na Profissão Médica – Manual de Sobrevivência 2ª ed.
Parra e Saad – Instrumentação Cirúrgica 3ª ed.
Parra e Saad – Noções Básicas das Técnicas Operatórias
Perrotti-Garcia – Curso de Inglês Médico
Perrotti-Garcia – Dicionário Português-Inglês de Termos Médicos
Perrotti-Garcia – Grande Dicionário Ilustrado Inglês-Português de Termos Odontológicos e de Especialidades Médicas
Petry – Manual de Condutas em Cirurgia do Trauma
Pinotti – Acesso ao Esôfago Torácico por Transecção Mediana do Diafragma
Pinotti – Tratado de Clínica Cirúrgica do Aparelho Digestivo (2 vols.)
Protásio da Luz – Nem só de Ciência se Faz a Cura
Rasslam – O Doente Cirúrgico na UTI
Rasslam – Emergências Traumáticas e Não Traumáticas – Manual do Residente e do Estudante
Rocha e Silva – Choque (Série Clín. Bras. Med. Intens.)
Saad – Atlas de Cirurgia do Fígado
Saad – Cirurgia Torácica Geral
Silva e Friedman – Sepse (Série Clín. Bras. Med. Intens.)
Sociedade Brasileira de Queimaduras – Tratado de Queimaduras
Speranzini – Tratamento Cirúrgico das Hérnias das Regiões Inguinal e Crural – Estado Atual
Stolf e Jatene – Tratamento Cirúrgico da Insuficiência Coronária
Szego – Video Atlas of Obesity Surgery
Touloza – Metodologia Cirúrgica – Princípios Gerais de Racionalização do Ato Cirúrgico
Tozzi e Reina – Manual de Cirurgia do Hospital Universitário da USP – Diagnóstico e Tratamento
Vincent – Internet – Guia para Profissionais de Saúde

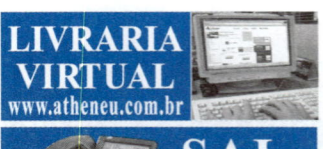

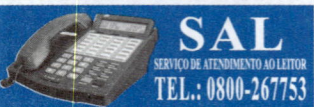

Condutas em Cirurgia de Urgência

Manual de Condutas
Urgências Cirúrgicas Não Traumáticas

Milton Steinman
Eliana Steinman
Renato Sérgio Poggetti
Dario Birolini

SERVIÇO DE CIRURGIA DE EMERGÊNCIA DO
HOSPITAL DAS CLÍNICAS DA FACULDADE DE MEDICINA
DA UNIVERSIDADE DE SÃO PAULO

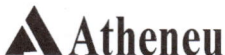

São Paulo • Rio de Janeiro • Ribeirão Preto • Belo Horizonte

EDITORA ATHENEU

São Paulo —	Rua Jesuíno Pascoal, 30 Tels.: (11) 3331-9186 • 223-0143 • 222-4199 (R. 25, 27, 28 e 30) Fax: (11) 223-5513 E-mail: edathe@terra.com.br
Rio de Janeiro —	Rua Bambina, 74 Tel.: (21) 2539-1295 Fax: (21) 2538-1284 E-mail: atheneu@atheneu.com.br
Ribeirão Preto —	Rua Barão do Amazonas, 1.435 Tel.: (16) 636-8950 • 636-5422 Fax: (16) 636-3889 E-mail: editoratheneu@netsite.com.br
Belo Horizonte —	Rua Domingos Vieira, 319 — Conj. 1.104

PLANEJAMENTO GRÁFICO/CAPA: Equipe Atheneu

Dados Internacionais de Catalogação na Publicação (CIP)
(Câmara Brasileira do Livro, SP, Brasil)

Condutas em cirurgia de urgência/Milton Steinman... [et al.]. — São Paulo: Editora Atheneu, 2005.

Outros autores: Eliana Steinman, Renato Sérgio Poggetti, Dario Birolini.
Vários colaboradores.

1. Cirurgia de urgência I. Steinman, Milton. II. Steinman, Eliana. III. Poggetti, Renato Sérgio. IV. Birolini, Dario.

03-1929

CDD-617.026
NLM-WO 700

Índices para catálogo sistemático:
1. Cirurgia de emergência: Ciências médicas   617.026
2. Cirurgia de urgência: Ciências médicas   617.026

STEINMAN M., STEINMAN E., POGGETTI R.S., BIROLINI D.
Condutas em Cirurgia de Urgência — Manual de Condutas — Urgências Cirúrgicas Não Traumáticas

© Direitos reservados à EDITORA ATHENEU — São Paulo, Rio de Janeiro, Ribeirão Preto, Belo Horizonte, 2005

Conselho Editorial

MILTON STEINMAN
*Médico Assistente Doutor. Serviço de Cirurgia de Emergência
do Hospital das Clínicas da Faculdade de Medicina
da Universidade de São Paulo*

ELIANA STEINMAN
*Médica Assistente Doutora. Serviço de Cirurgia
de Emergência do Hospital das Clínicas da Faculdade
de Medicina da Universidade de São Paulo*

RENATO SÉRGIO POGGETTI
*Professor Livre-docente. Diretor do Serviço de Cirurgia
de Emergência do Hospital das Clínicas da Faculdade
de Medicina da Universidade de São Paulo*

DARIO BIROLINI
*Professor Titular. Disciplina de Cirurgia do Trauma.
Hospital das Clínicas da Faculdade de Medicina
da Universidade de São Paulo*

Colaboradores

ADONIRAM DE MAURO FIGUEIREDO
*Médico Assistente Doutor do Serviço de Cirurgia
de Emergência do Hospital das Clínicas da Faculdade
de Medicina da Universidade de São Paulo*

ALBERTO BITRAN
*Médico Preceptor do Serviço de Cirurgia de Emergência
do Hospital das Clínicas da Faculdade
de Medicina da Universidade de São Paulo*

ALMERINDO LOURENÇO DE SOUZA JR.
*Médico Assistente Doutor do Serviço de Cirurgia
de Emergência do Hospital das Clínicas da Faculdade
de Medicina da Universidade de São Paulo*

ANITA C. CAMELO
*Médico Assistente do Serviço de Cirurgia de Emergência do Hospital
das Clínicas da Faculdade de Medicina da Universidade de São Paulo*

ANTONIO CARLOS T. MARTINI
*Médico Assistente do Serviço de Cirurgia de Emergência do Hospital
das Clínicas da Faculdade de Medicina da Universidade de São Paulo*

ANTONIO CESAR MARTINI
*Médico Assistente do Serviço de Cirurgia de Emergência do Hospital
das Clínicas da Faculdade de Medicina da Universidade de São Paulo*

ALEXANDRE CANEDO
Médico Assistente do Serviço de Cirurgia de Emergência do Hospital
das Clínicas da Faculdade de Medicina da Universidade de São Paulo

BELCHOR FONTES
Professor-associado do Departamento de Cirurgia da Faculdade
de Medicina da Universidade de São Paulo

CARLOS ROBERTO JORGE
Chefe da Agência Transfusional do Centro Cirúrgico do Hospital
das Clínicas da Faculdade de Medicina da Universidade de São Paulo

CELSO DE OLIVEIRA BERNINI
Médico Assistente Doutor do Serviço de Cirurgia
de Emergência do Hospital das Clínicas da Faculdade
de Medicina da Universidade de São Paulo

CORNELIUS MITTELDORF
Médico Assistente Doutor do Serviço de Cirurgia
de Emergência do Hospital das Clínicas da Faculdade
de Medicina da Universidade de São Paulo

DEBORA STEINMAN
Médica Assistente Doutora. Disciplina de Obstetrícia e Ginecologia
do Hospital das Clínicas da Faculdade de Medicina
da Universidade de São Paulo

EDWIN KOTERBA
Médico Assistente do Serviço de Cirurgia de Emergência do Hospital
das Clínicas da Faculdade de Medicina da Universidade de São Paulo

ELIAS A. SALLUM
Médico Assistente Doutor do Serviço de Cirurgia
de Emergência do Hospital das Clínicas da Faculdade
de Medicina da Universidade de São Paulo

FERNANDO A. BUISCHI
Médico Assistente do Serviço de Cirurgia
de Emergência do Hospital das Clínicas da Faculdade
de Medicina da Universidade de São Paulo

FERNANDO LORENZI
*Médico Assistente Doutor do Serviço de Cirurgia
de Emergência do Hospital das Clínicas da Faculdade
de Medicina da Universidade de São Paulo*

FRANCISCO COLLET E SILVA
*Médico Assistente Doutor do Serviço de Cirurgia
de Emergência do Hospital das Clínicas da Faculdade
de Medicina da Universidade de São Paulo*

LUIS FERNANDO CORREA ZANTUT
*Médico Assistente Doutor do Serviço de Cirurgia
de Emergência do Hospital das Clínicas da Faculdade
de Medicina da Universidade de São Paulo*

MASSAHIKO AKAMINE
*Médico Assistente do Serviço de Cirurgia
de Emergência do Hospital das Clínicas da Faculdade
de Medicina da Universidade de São Paulo*

MARIO LUIZ QUINTAS
*Médico Assistente Doutor do Serviço de Cirurgia
de Emergência do Hospital das Clínicas da Faculdade
de Medicina da Universidade de São Paulo*

MARCO TULIO MENICONI
*Médico Assistente Doutor do Serviço de Cirurgia
de Emergência do Hospital das Clínicas da Faculdade
de Medicina da Universidade de São Paulo*

MARCOS ROBERTO MENEZES
*Médico Assistente do Serviço de Radiologia
de Emergência do Hospital das Clínicas da Faculdade
de Medicina da Universidade de São Paulo*

NEWTON DJIN MORI
*Médico Assistente Doutor do Serviço de Cirurgia
de Emergência do Hospital das Clínicas da Faculdade
de Medicina da Universidade de São Paulo*

NEWTON KAWAHARA
*Médico Assistente Doutor do Serviço de Cirurgia
de Emergência do Hospital das Clínicas da Faculdade
de Medicina da Universidade de São Paulo*

OCTACILIO MARTINS JUNIOR
*Médico Assistente Doutor do Serviço de Cirurgia
de Emergência do Hospital das Clínicas da Faculdade
de Medicina da Universidade de São Paulo*

PÉRICLES W. A. PIRES
*Professor-associado do Departamento de Cirurgia da Faculdade
de Medicina da Universidade de São Paulo*

RINA MARIA PORTA
*Médica Assistente do Serviço de Cirurgia de Emergência do Hospital
das Clínicas da Faculdade de Medicina da Universidade de São Paulo*

ROBERTO MANSSUR
*Médico Assistente Doutor do Serviço de Cirurgia
de Emergência do Hospital das Clínicas da Faculdade
de Medicina da Universidade de São Paulo*

Dedicatória

Ao Dr. Luiz Steinman (in memoriam),
*que dedicou toda uma vida
à arte da cirurgia, exemplo de médico,
de pai e de amigo a ser seguido.*

Agradecimentos

*À minha esposa Debora e ao meu filho Bruno,
razão da minha existência.*

Milton Steinman

*Ao meu marido Cesar,
meus filhos Daniel e Karen.*

Eliana Steinman

*Às nossas famílias e aos colegas do Serviço
de Cirurgia de Emergência*

**Renato Poggetti
Dario Birolini**

Apresentação

Esta obra é fruto de longo período de experiência acumulada, no momento em que a medicina baseada em evidências é fato e que os erros são passíveis de críticas. Trata-se de um livro que se propõe, em linhas gerais, a delinear a conduta normativa adotada no Serviço de Cirurgia de Emergência do Hospital das Clínicas da Faculdade de Medicina da Universidade de São Paulo. Tivemos o objetivo também de oferecer ao leitor a visão do cirurgião que enfrenta os desafios constantes proporcionados pela imensa gama de afecções cirúrgicas e pela diversidade de apresentações clínicas, objetivando refletir o pensamento do cirurgião da linha de frente que, não raramente, confronta-se com dificuldades e nem sempre dispõe de tecnologia de ponta e de todos recursos.

Cada um dos capítulos deste livro foi elaborado por um ou mais assistentes da Disciplina de Cirurgia de Emergência e debatido amplamente nas reuniões, confrontado e questionado com base em evidências de literatura, até a obtenção de consenso do grupo elaborado em forma de algoritmos de decisões críticas. Sabemos que a incorporação de condutas e protocolos é tarefa árdua, porém certamente há de contribuir para a eficácia terapêutica em muitas das situações de emergências não-traumáticas.

São Paulo, outono de 2003
Os autores

Prefácio

A medicina de emergência em geral e, em particular, a cirurgia de emergência se constituem em atividades peculiares. Com certa freqüência, o processo de atendimento de emergência mistura atitudes diagnósticas e terapêuticas em uma seqüência que, por mais sensata e justificada que seja efetivamente, não raramente parece confusa e atropelada e nem sempre é fácil de ser entendida por quem não tenha experiência de pronto-socorro. O tempo costuma ser um fator limitante e, por isso, às vezes, impõem-se atitudes diagnósticas e terapêuticas simultâneas, decididas e firmes para evitar a perda de minutos preciosos. O fato é que, se existe um tipo de atividade profissional na qual a experiência e a maturidade do cirurgião fazem diferença, a cirurgia de emergência é o exemplo mais típico. Não desejo desmerecer a imensa contribuição de métodos diagnósticos auxiliares, particularmente dos métodos de imagem. Mas, como o próprio nome indica, trata-se de métodos auxiliares. Bem indicados, bem executados, bem interpretados à luz dos sintomas e sinais do doente, podem ser determinantes na condução do tratamento. Mal indicados, mal executados e mal interpretados, podem levar a atitudes equivocadas e acarretar prejuízos incalculáveis à saúde do doente. Existe outro aspecto a ser considerado. Como dizia um amigo meu, a saúde e a vida não têm preço, mas... têm custo. E a medicina de emergência é um exemplo claro desta afirmativa. A demora na tomada de decisões críticas, o abuso de exames auxiliares, a adoção de condutas inadequadas, além de acarretarem prejuízos à saúde do doente, resultam, quase que obrigatoriamente, em grandes custos diretos e indiretos. Uma vez tomadas determinadas decisões, ainda que se perceba terem sido elas inadequadas ou equivocadas, muitas vezes não há como voltar atrás. Cria-se uma sucessão avassaladora de acontecimentos interdependentes, desencadeia-se uma avalanche devastadora que passa a exigir medidas diagnósticas e terapêuticas cada vez mais ousadas, mais caras e menos resolutivas.

Volto ao que disse anteriormente: se existe um tipo de atividade profissional na qual a experiência e a maturidade do cirurgião fazem diferença, a cirurgia de emergência é o exemplo mais típico. Daí o entusiasmo com que recebi a idéia do Milton Steinman de elaborar um manual de condutas em cirurgia de emergência que refletisse a experiência dos cirurgiões do Pronto-socorro do Hospital das Clínicas, grupo de profissionais experientes e maduros, e que fosse, ao mesmo tempo, compacto e objetivo, oferecendo ao leitor uma sistemática de trabalho prática e viável, passível de ser adotada dentro da maioria dos serviços de emergência. Não se pretendeu apresentar uma revisão sistemática da literatura ou elaborar um texto que comparasse nossa experiência com a de outros serviços, até porque, com todo o respeito pela medicina baseada em evidências e pelo que ela representa em outras áreas da medicina, a cirurgia de emergência raramente se presta a este tipo de abordagem. Daí a razão pela qual as referências apresentadas ao fim dos capítulos são poucas e selecionadas. Cada uma das condutas apresentadas foi elaborada por um dos cirurgiões do Pronto-socorro do ICHC e discutida em reuniões das quais participaram muitos dos integrantes do serviço. Os editores agradecem as contribuições. Como disse, o que o leitor vai encontrar nas próximas páginas é uma proposta de trabalho. Se tiver alguma experiência em cirurgia de emergência, estou certo de que ele discordará de algumas das condutas apresentadas. Aliás, mesmo no grupo que elaborou as propostas apresentadas a seguir, houve alguns questionamentos. O que peço, em nome dos editores e de todos os cirurgiões que colaboraram com este livro, é que nos enviem seus comentários. Eles servirão para uma reflexão e, se julgados oportunos, para a revisão de algumas condutas. Para tanto, informo nossos *e-mails**. Termino agradecendo a Milton Steinman, Eliana Steinman e Renato S. Poggetti pelo entusiasmo com que conduziram este trabalho. Eu, como sempre, acabo colhendo os frutos. É a vantagem de ser o editor "sênior".

São Paulo, outono de 2003
Dario Birolini

---

*e-mails:
mdsteinman@uol.com.br
steinman@uol.com.br
dbmed@attglobal.net
rpoggetti@mailmac.macbbs.com.br

Sumário

1. Princípios Técnicos em Cirurgia de Urgência, *1*
2. Índices de Gravidade, *5*
3. Utilização de Sangue e seus Produtos em Cirurgia de Urgência, *11*
4. Suporte Nutricional, *15*
5. Avaliação Inicial da Dor Abdominal Aguda, *21*
6. Situações Clínicas que Simulam Abdome Agudo, *27*
7. Perfuração de Esôfago, *35*
8. Abdome Agudo Perfurativo, *45*
9. Colecistite Aguda, *53*
10. Colangite Aguda, *59*
11. Abscesso Hepático, *65*
12. Pancreatite Aguda, *71*
13. Hemorragia Digestiva Alta, *79*
14. Hemorragia Digestiva Baixa, *87*

15. Apendicite Aguda, *95*
16. Doenças Inflamatórias Intestinais, *103*
17. Diverticulite Aguda, *111*
18. Obstrução Intestinal, *115*
19. Isquemia Mesentérica Aguda, *125*
20. Urgências Proctológicas, *133*
21. Reoperações em Cirurgia de Urgência (Não-traumática), *141*
22. Abdome Agudo no Paciente Imunodeprimido, *147*
23. Abdome Agudo na Gestação, *155*
24. Abdome Agudo Ginecológico, *161*
25. Infecção de Partes Moles, *171*

1
Princípios Técnicos em Cirurgia de Urgência

Critérios para Escolha da Incisão

- De modo geral, utilizamos a laparotomia mediana. Nos casos onde existem evidências de afecções intra-abdominais localizadas, podem ser utilizadas outras incisões (p. exemplo, incisão de McBurney, incisão transversa subcostal etc.).
- Quando houver dúvida diagnóstica utilizar incisão mediana supra ou infra-umbilical.
- Evitar incisões paralelas a cicatrizes cirúrgicas prévias.

Exploração da Cavidade Abdominal

- É uma etapa essencial para um adequado planejamento terapêutico. Nos casos onde a via de acesso é a laparotomia mediana, deve-se proceder à exploração sistemática de toda a cavidade abdominal.

Lavagem da Cavidade Abdominal

Indicações

- Presença de resíduos alimentares ou fecais ou de secreções entéricas.
- Peritonite purulenta difusa.

Técnica

- Soro fisiológico morno.
- Volume suficiente para remover os resíduos.
- Remover cuidadosamente o líquido de lavagem por aspiração.

Indicações de Drenagem da Cavidade Abdominal

- Abscessos intracavitários.
- Zonas de necrose associadas ou não à infecção, após desbridamento.
- Grandes áreas de descolamento.
- Hemostasia insatisfatória (áreas de sangramento de pequena monta não controlável).
- Intervenções sobre o pâncreas.
- Pode ser utilizada em anastomoses ou suturas de risco (esôfago, coto duodenal, via biliar e reto).

Técnica de Drenagem da Cavidade Abdominal

- Dar preferência a drenos siliconizados, túbulo-laminares conectados a sistemas fechados.
- Exteriorizar o dreno por contra-abertura nas proximidades da área a ser drenada.
- Quando se utilizam drenos compostos não comercializados (tipo túbulo-laminar), a contra-abertura deve ser de no mínimo 2cm (uma polpa digital), suficiente para não estrangular o dreno.
  ❏ Em princípio não drenar pela incisão, a não ser, excepcionalmente, em casos selecionados de incisão de McBurney para apendicectomia.

Fechamento da Parede Abdominal

- Fechamento primário da parede abdominal, através de sutura contínua com fio absorvível de absorção lenta (p. ex. polaglactina, número 0 ou 1).
- Na presença de fatores de risco poderão ser utilizadas as seguintes opções:
  ❏ Pontos simples separados com fio inabsorvível.

- ❏ Sutura contínua com fio inabsorvível associado a suturas de contenção interna (pontos em U ou Smead-Jones).
- ❏ Sutura contínua com fio inabsorvível e reforço com tela sintética (polipropileno).

Fatores de Risco de Deiscência da Parede Abdominal

- ▸ Doença pulmonar obstrutiva crônica.
- ▸ Obesidade.
- ▸ Desnutrição.
- ▸ Uso crônico de esteróides.
- ▸ Vigência de quimioterapia ou radioterapia.
- ▸ Dificuldade técnica (sutura sob tensão).
- ▸ Contaminação extensa da cavidade.

Referências Bibliográficas

1. Gecin E, Kocak S, Erscz S. Recurrence after incisional hernia repair: results and risk factors. Surg Today 1996; 26:607-9.
2. Grobmyer SR, Rivadeneira DE, Goodman CA et al. Pancreatic anastomotic failure after pancreaticoduodenectomy. Am J Surg. 2000; 180: 117-20.
3. Gys T, Hubens A. A prospective comparative clinical study between monofilament absorbable and non-absorbable sutures for abdominal wall closure. Acta Chir Belg 1989; 89:265-70.
4. Hodgson NC, Malthaner RA, Ostbye T. The search for an ideal method of abdominal fascial closure: a meta-analysis. Ann. Surg. 2000; 231 (3): 436-42.
5. Israelsson LA, Jonsson T. Incisional hernia after midline laparotomy: a prospective study. Eur J Surg 1996; 162:125-9.
6. Mudge M, Hughes LE. Incisional hernia; a 10-year prospective study of incidence and attitudes. Br J Surg 1985; 72:70-1.
7. Osther PJ, Gjode P, Mortensen BB et al. Randomized comparison of polyglycolic acid and polyglyconate sutures for abdominal fascial closure after laparotomy in patients with suspected impaired wound healing. Br J Surg 1995; 82:1080-2.
8. Savolainen H, Ristkari S, Mokka R. Early laparotomy wound dehiscence: a randomized comparison of three suture materials and two methods of fascial closure. Ann Chir Gynaecol 1988; 77:111-3.
9. Shivam NS, Suresh S, Hadke NS et al. Results of Smead-Jones technique of closure of vertical midline incisions for emergency laparotomies: A prospective study of 403 patients. Trop. Gastroenterol. 1995; 16: 62-7.
10. Weiland DE, Bay C, Del Sordi S. Choosing the best abdominal closure by meta-analysis. Am J Surg 1998; 176: 666-70.

2 Índices de Gravidade

Introdução

A utilização dos índices de gravidade tem como objetivos:
- A estratificação da gravidade.
- A predição de morbimortalidade.
- A comparação de resultados.
- O estabelecimento de condutas.
- A auditoria de qualidade.

Considerações

- Existem descritos na literatura médica vários índices de estratificação de gravidade. No Serviço de Emergência do HCFMUSP, utilizamos os seguintes:
- APACHE II.
- SOFA.
- Índice de Peritonite de Mannheim.

Índice Apache II (*Acute Physiologic and Chronic Health Evaluation*)

Ver Tabelas 2.1 a 2.3.
- A pontuação varia de 0 a 71.

Tabela 2.1
Escore Fisiológico Agudo

Variáveis fisiológicas	+4	+3	+2	+1	0	+1	+2	+3	+4
Temperatura retal (°C)	>41	39-40,9		38,5-38,9	36-38,4	34-35,9	32-33,9	30-31,9	<29,9
Pressão arterial média mmHg	>160	139-159	110-129		70-109		50-69		<40
Freqüência cardíaca bpm	>180	140-179	110-139		70-109	55-69	40-54	<39	
Freqüência respiratória rpm (ventilados ou não)	>50	35-49	25-34	12-24	10-11	6-9		<5	
Oxigenação A-aDO$_2$ a) FiO$_2$ > 0,5 A-aDO$_2$ b) FiO$_2$ < 0,5 PaO$_2$	>500	350-499	200-349		<200 >70	61-70		55-60	<55
pH arterial	>7,7	7,6-7,69		7,5-7,59	7,33-7,49		7,25-7,32	7,15-7,24	<7,15
Sódio sérico (mEq/L)	>180	160-179	155-159	150-154	130-149		120-129	111-119	<110
Potássio sérico (mEq/L)	>7	6-6,9		5,5-5,9	3,5-5,4	3-3,4	2,5-2,9		<2,5
Creatinina sérica (mg/dL) dobrar pontos se IRA	>3,5	2-3,4	1,5-1,9		0,6-1,4		<0,6		
Hematócrito (%)	>60		50-50,9	46-49,9	30-45,9		20-29,9		<20
Número de leucócitos	>40		20-39,9	15-19,9	3-14,9		1-2,9		<1
Escala de coma de Glasgow/ Escore = (15-escore atual)									
Total do escore fisiológico agudo									
Bicarbonato sérico (mEq/L) (usar se não coletar gasometria)	>52	41-51,9		32-40,9	22-31,9		18-21,9	15-17,9	<15

Knaus WA et al. Crit. Care Med., 1985.

Tabela 2.2 Pontos para a Idade					
Pontos	0	2	3	5	6
Idade (anos)	< 44	45-54	55-64	65-74	> 75

Tabela 2.3 Pontos para Doença Crônica

Se o paciente tem uma história de insuficiência grave de órgãos ou é imunocomprometido, assinale pontos como se segue:
a) Para pacientes não-cirúrgicos ou pós-operatórios de emergência: 5 pontos
b) Para pacientes de pós-operatórios eletivos: 2 pontos

Definições: a insuficiência de órgão ou o estado de imunodepressão deve ser evidente antes da admissão hospitalar e deve obedecer ao seguinte critério:

Fígado: cirrose comprovada por biopsia, hipertensão portal documentada; episódios passados de hemorragia gastrintestinal atribuídos à hipertensão portal; episódios anteriores de insuficiência hepática, encefalopatia ou coma

Cardiovascular: New York Association classe IV

Respiratória: doença crônica restritiva, obstrutiva ou vascular resultando em grave restrição ao exercício, isto é, incapaz de subir escadas ou fazer serviços domésticos; hipoxia crônica documentada, hipercapnia, policitemia secundária, hipertensão pulmonar grave (> 40mmHg); dependência de prótese ventilatória

Renal: recebendo diálise cronicamente

Imunocomprometido: paciente tem recebido terapia que suprime a resistência à infecção, isto é, imunossupressores, quimioterapia, radioterapia, corticóides cronicamente ou recente em altas doses; doenças que são suficientemente avançadas para suprimir a resistência à infecção, isto é, leucemia, linfoma, AIDS

Escore APACHE II = A + B + C

▸ O aumento da gravidade correlaciona-se com índices de Apache acima de 8, assim como o aumento da mortalidade com índices de Apache acima de 20.

SOFA (*Sequential Organ Failure Assessment*)

▸ Independentemente do valor inicial, o aumento da pontuação do índice SOFA durante as primeiras 48 horas relaciona-se com aumento significativo da mortalidade.

Tabela 2.4
SOFA (Sequential organ failure assessment)

Variáveis	0	1	2	3	4
PaO_2/FiO_2	>400	≤ 400	≤ 300	≤ 200	≤ 100
Plaquetas X 10^3 / mL	> 150	≤ 150	≤ 100	≤ 50	≤ 20
Bilirrubinas mg/dL	< 1,2	1,2-1,9	2,0-5,9	6,0-11,9	> 12,0
Pressão arterial	Sem hipotensão	PA média < 70mmHg	Dop ≤ 5 ou Dob (qualquer dose)	Dop> 5, epi ≤ 0,1, ou nor ≤ 0,1	Dop > 15, epi > 0,1 ou nor > 0,1
Escala de coma de Glasgow	15	13-14	0-12	6-9	<6
Creatinina mg/dL	< 1,2	1,2-1,9	2,0-3,4	3,5-4,9	>5

Dop: Dopamina; Dob: Dobutamina; Nor: Norepinefrina; Epi: Epinefrina.
Vincent JL, et al. Intensive Care Med. 1996

Índice de Peritonite de Mannheim (IPM)

Tabela 2.5
Índice de Peritonite de Mannheim (IPM)

Falência orgânica	7
Peritonite difusa	6
Idade > 50 anos	5
Sexo feminino	5
Peritonite pré-operatória > 24 horas	4
Fonte não colônica	4
Exsudato Claro Purulento Fecal Total	 0 6 12

Linder MM et al. Chirug., 1987

- O aumento da gravidade correlaciona-se com IPM acima de 16, assim como o aumento da mortalidade com IPM acima de 20.

Referências Bibliográficas

1. Bosscha K, Reijnders K, Hulstaert PF, Algra A, Van Der Werken C. Prognostic scoring systems to predict outcome in peritonitis and intra-abdominal sepsis. Brit. J. Surg. 1997; 84(11): 1532-4.
2. Elebute EA, Stoner HB. The grading of sepsis. Br J Surg 1983; 70: 29-31.
3. Goris RJA, te Boekhorst TPA, Nuytinck JKS, Gimbrere JSF. Multiple-organ failure: generalized autodestructive inflammation? Arch Surg 1985; 120: 1109-15.
4. Knaus WA, Draper EA, Wagner DP, Zimmerman JE. APACHE II: a severity of disease classification system. Crit Care Med 1985; 13:818-29.
5. Knaus, William A, MD. APACHE 1978-2001: The Development of a Quality Assurance System Based on Prognosis: Milestones and Personal Reflections. Arch. Surg. 2002, 137(1):37-41.
6. Knaus WA, Zimmerman JE, Wagner DP, Draper EA, Lawrence DE. APACHE — acute physiology and chronic health evaluation: a physiologically based classification system. Crit. Care Med. 1981; 9:591-7.
7. Koperna T, Schulz F. Prognosis and treatment of peritonitis: do we need new scoring systems? Rch. Surg. 1996; 131:180-86.
8. Linder MM, Wacha A, Feldman U, Wesch G, Steifesand RA, Gundlach E. The Mannheim Peritonitis Index: na instrument for intraoperative prognosis of peritonitis. Chirug. 1987; 58:84-92.
9. Vincent JL, Moreno R, Takala J. The SOFA (sepsis-related Organ failure assessment) score to describe organ dysfunction/failure. Intensive Care Med. 1996; 22:707-10.
10. Wacha H, Linder MM, Feldman U, Wesch G, Gundlach E, Steifensand RA. Mannheim peritonitis index — prediction of risk of death from peritonitis: construction of a statistical and validation of an empirically based index. Theoretical Surgery 1987; 1:169-77.

3 Utilização de Sangue e seus Produtos em Cirurgia de Urgência

Introdução

- A transfusão de produtos sangüíneos deve ser feita com indicações precisas:
  - Restauração do volume intravascular e do transporte de oxigênio.
  - Correção de anormalidades da coagulação.

Produtos Sangüíneos Disponíveis

- Concentrado de Hemácias (CH)
  - Restabelece a capacidade de transporte de O_2 indicado nas anemias sintomáticas.
  - No adulto, cada bolsa de CH deve aumentar o hematócrito em 3% e a taxa de hemoglobina em 1g/dL.
- *CH leucodepletado (filtrado)* — indicado quando o paciente apresentou duas ou mais reações febris em transfusões anteriores.
- *CH irradiadas* — está indicado em toda a transfusão de hemocomponente em pacientes com comprometimento imunológico.
- *CH lavadas* — indicado em casos de deficiência de IgA e de reação transfusional alérgica.
- Plasma Fresco Congelado
  - Tem todos os fatores de coagulação (exceto plaquetas).

- ❏ Indicado nas deficiências dos fatores de coagulação.
- ❏ Não deve ser utilizado como expansor de volume ou para correção de distúrbios nutricionais.
- ❏ Volume recomendado: 10 a 20mL/kg.

• Crioprecipitado
- ❏ Contém globulina anti-hemofílica (80 a 120UI), fator de Von Willebrand (100 a 195U), fibrinogênio, fator XIII e fibronectina.
- ❏ Indicado na reposição de fibrinogênio e fator XIII.

• Concentrado de Plaquetas
- ❏ Indicado nas plaquetopenias e plaquetopatias.
- ❏ Cada bolsa contém 5,5X1010 plaquetas.
- ❏ Cada bolsa de concentrado de plaquetas deve aumentar a contagem de plaquetas em 7 a 10.000/mm^3 no paciente adulto.
- ❏ Volume recomendado: 1U para cada 10kg de peso corpóreo.

Orientação para Transfusão em Pacientes Cirúrgicos

Concentrado de Hemácias

- • Hemorragia aguda com volume de perda estimado acima de 25% da volemia, sem resposta hemodinâmica à reanimação com cristalóides.
- • Nível de hemoglobina menor que 7,0g/dL em pré-operatório.
- • Níveis de hemoglobina menores que 10,0g/dL em pacientes críticos ou sintomáticos, em pré-operatório.

Plasma Fresco Congelado

- • Na presença de hemorragia ativa ou necessidade de intervenção cirúrgica em:
  - ❏ Deficiências múltiplas ou específicas de fatores de coagulação com TP ou TTPA prolongado (acima de 1,5 vez o valor normal).
  - ❏ Deficiência adquirida relacionada ao uso de anticoagulantes orais, deficiência de vitamina K, hepatopatia, transfusão maciça (uma volemia em 24 horas ou >10U CH) òu CIVD. Na transfusão maciça, com paciente normoperfundido e com TP normal, não há necessidade de transfusão de plasma.
  - ❏ Deficiência congênita de antitrombina III, proteína C ou S.

Nota:
TP — tempo de protrombina.
TTPA — tempo de tromboplastina parcial ativada.
CIVD — coagulação intravascular disseminada.

Plaquetas

- Plaquetas menores ou iguais a 20.000/mm^3 — profilaxia.
- Plaquetas menores ou iguais a 50.000/mm^3 com sangramento ativo ou planejamento de procedimento invasivo.
- Pacientes cirúrgicos submetidos à transfusão maciça (uma volemia em 24 horas ou mais de 10U CH) que apresentem sangramento devido à plaquetopenia.
- Disfunção plaquetária associada a procedimento cirúrgico (com qualquer contagem de plaquetas).

Orientação para Utilização de Albumina

- Não há evidências indiscutíveis a respeito da vantagem da utilização da albumina humana em urgências cirúrgicas. Entretanto, podemos considerar seu uso nas seguintes situações:
  - Pacientes com hepatopatia (pós-paracentese ou choque).
  - Doenças agudas, graves e consumptíveis com grandes perdas protéicas (p.ex.: peritonite, mediastinite).
- Não deve ser indicada:
  - Como expansor de volemia.
  - Como suporte nutricional.
  - Para tratamento de sepse.
  - Como integrante de solução diurética.

Referências Bibliográficas

1. Blajchman MA. Bacterial contamination of blood products and the value of pretransfusion testing. Immunol Invest 1995; 24: 168-70.
2. Centers for Disease Control and Prevention. Public Health Service Interagency guidelines for screening donors of blood, plasma, organs, tissues and semen for evidence of hepatitis B and hepatitis C. Morbid Mortal Weekly Report 1991; 40: 1-17.
3. Chamone D, Llaser PED, Novaretti MCE. Manual de transfusão sangüínea. Ed. Atheneu. 2001.

4. Donahue JG, Munoz A, Ness PM, Brown DE. The declining risk of posttransfusion hepatitis C virus infection. New Engl J Med 1992; 327: 369-73.
5. Lacritz EM, Satten GA, Aberle-Grasse J. Estimated risk of transmission of the human immunodeficiency virus by screened blood in the United States. New Engl J Med 1995; 333: 1721-25.
6. Linden JV, Kaplan HS. Transfusion errors: cause and effects. Transfus Med Rev 1994; 8: 169-83.
7. Office of Medical Applications of Research, National Institute of Health: Perioperative red blood cell transfusions. J Am Med Assoc 1988; 260: 2700-703.
8. Plasma consensus panel/ fresh frozen plasma: Indications and risks. JAMA 1985; 253:55.
9. Vincent JL, Baron JF, Reinhart K, Gattinoni L, Thijs L, Webb A et al. Anemia and Blood Transfusion in Critically Ill Patients. JAMA 2002; 288 (12):1499-1507.
10. Triulzi DJ, Vanek K, Ryan DH, Blumberg N. A clinical and immunologic study of blood transfusion and post-operative bacterial infection in spinal surgery. Transfusion 1992; 32: 517-24.

4 Suporte Nutricional

Introdução

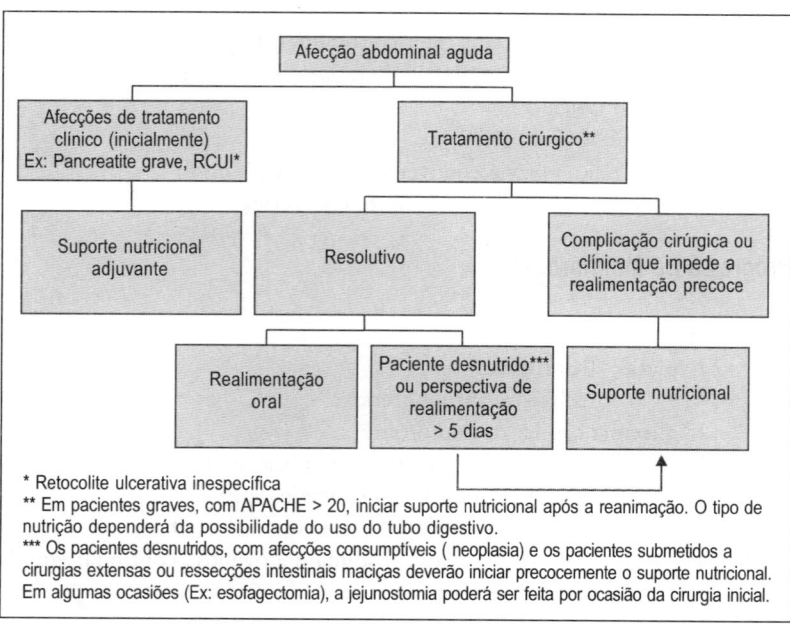

Fig. 4.1 — *Orientação geral do suporte nutricional em cirurgia de urgência.*

Indicações

- A indicação da terapia nutricional em pacientes cirúrgicos deve ser considerada com base nos seguintes critérios:
  - Desnutrição grave:
    - índice de massa corpórea <19kg/m² (peso/altura²);
    - níveis de albumina e/ou transferrina baixas (na ausência de hepatopatia crônica).
  - Perspectiva de realimentação oral tardia.
  - Gravidade da doença.

Composição

- Valor calórico inicial: 25-30kcal/kg/24h
- Aporte protéico
  - catabolismo intenso: 1,5-2g/kg/d
  - catabolismo leve a moderado: 1-1,5g/kg/d
- Proporção carboidrato (CH) — lipídio (LIP):
  - carboidrato (4kcal/gr)
    - 40-60% do valor calórico total (VCT)
    - glicoxidação celular: 4-7mg/kg/min (até 7g/kg/24h)
  - lipídio (9kcal/g)
    - até 50% do VCT
    - lipídio, por via endovenosa, até 1,1g/kg/24h
    - pode ser usado como fonte energética

Progressão e Monitoração

- Glicemias
  - meta <180mg/dL
    - (controle com insulinoterapia)
  - glicemia capilar 4/4 ou 6/6h
  - critérios para repetir o controle e aplicação de insulina:
    - glicemia >200mg/dL — controle de 2/2h
    - glicemia > 250mg/dL — controle de hora/hora
  - hiperglicemia persistente: insulina endovenosa contínua; em alguns casos reduzir carboidratos
- Balanço Nitrogenado (BN)
  - meta = 0

- ❏ coleta de urina 2 a 3 vezes por semana
- ❏ BN = (prot. nutr. x 0,16) — (uréia 24h x 0,42 +2)
  - perda nitrogenada:
    - * 0 a 5 — leve
    - * 5 a 10 — importante
    - * < 10 — grave
- ▸ Triglicérides
  - ❏ meta < 400mg% (normal < 300mg%)

Nutrição Enteral

- ▸ Tipos
  - ❏ precoce (início até 72 horas)
  - ❏ hiperprecoce (início até 36 horas)
    - Nota: associar nutrição parenteral (se não for alcançada a meta de 60-70% das necessidades nutricionais)
- ▸ Posição da sonda enteral para alimentação.
  - ❏ Gástrica — sempre que possível
    - Atenção para alteração de esvaziamento gástrico, gastroparesia, uso de opióides e barbitúricos
  - ❏ Pós-pilórica — pacientes com refluxo gástrico
  - ❏ Pós-ângulo de Treitz — para pacientes com pancreatite necrohemorrágica e nos casos de fístulas duodenais
    - Nota: Gastrostomia e jejunostomia: utilizar as mesmas considerações anteriores quanto à localização

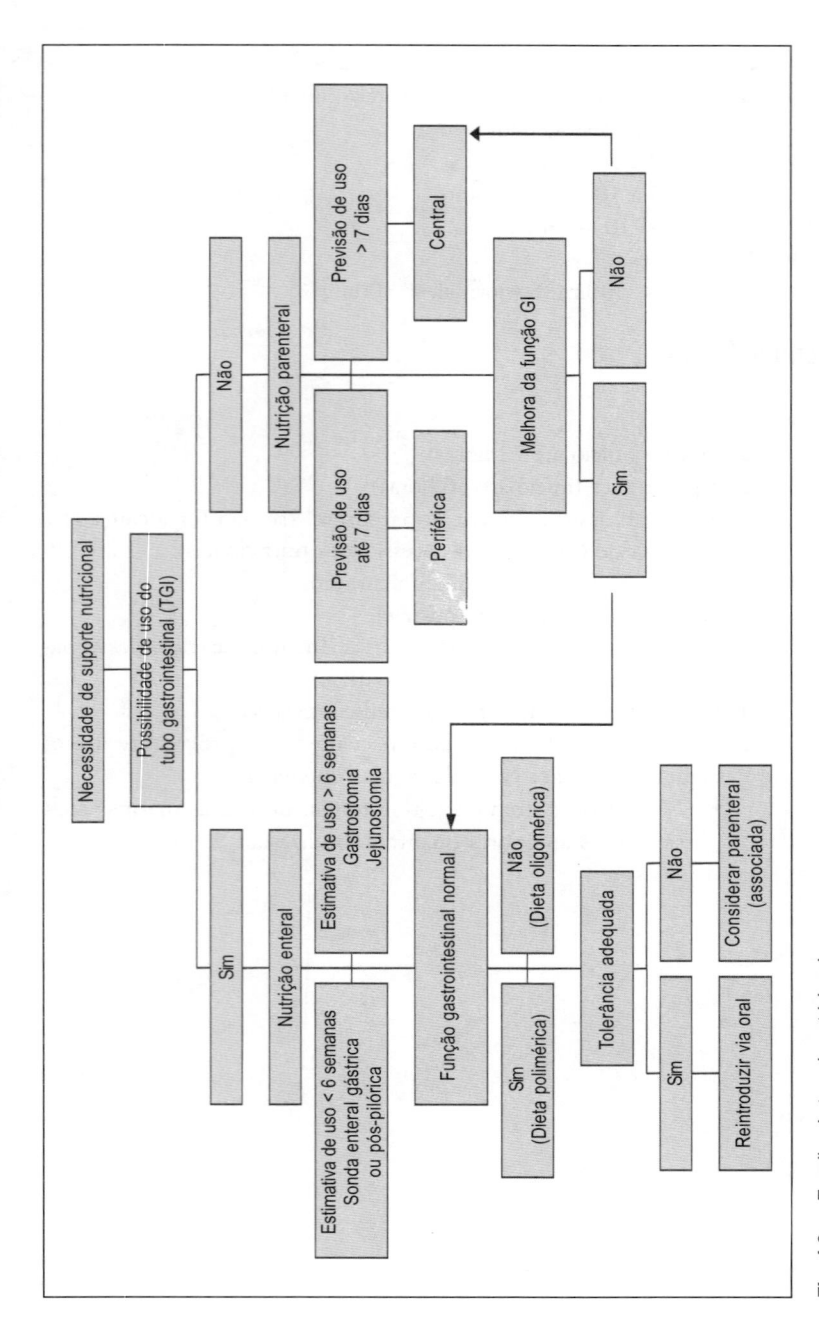

Fig. 4.2 — *Escolha da terapia nutricional.*

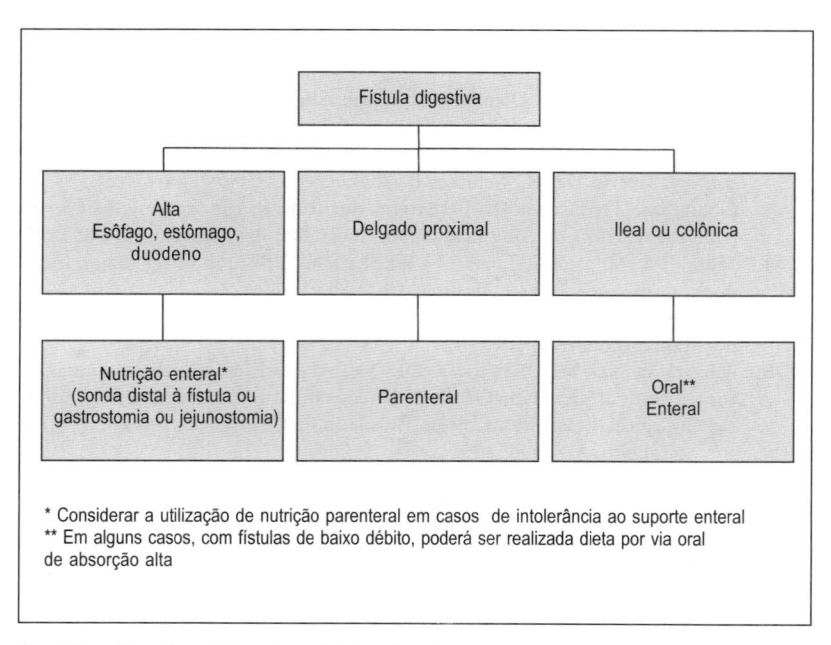

```
                          ┌──────────────────┐
                          │ Fístula digestiva │
                          └──────────────────┘
            ┌───────────────────┬───────────────────┐
    ┌───────────────┐   ┌───────────────┐   ┌───────────────┐
    │     Alta      │   │Delgado proximal│  │ Ileal ou colônica│
    │Esôfago, estômago,│ │               │   │               │
    │   duodeno     │   │               │   │               │
    └───────────────┘   └───────────────┘   └───────────────┘
```

Diagrama:

- **Fístula digestiva**
  - **Alta** (Esôfago, estômago, duodeno) → Nutrição enteral* (sonda distal à fístula ou gastrostomia ou jejunostomia)
  - **Delgado proximal** → Parenteral
  - **Ileal ou colônica** → Oral** / Enteral

* Considerar a utilização de nutrição parenteral em casos de intolerância ao suporte enteral
** Em alguns casos, com fístulas de baixo débito, poderá ser realizada dieta por via oral de absorção alta

Fig. 4.3 — *Suporte nutricional nas fístulas digestivas.*

Diagrama:

- **Pós-operatório (intestino curto)**
  - **Nutrição parenteral total**
    - **< 50 a 60cm delgado sem cólon** → Nutrição parenteral total (continuar domiciliar)
    - **50 a 60cm delgado com cólon / < 150cm de delgado, sem cólon**
      - **Sim** → Nutrição enteral hidrolisada precoce
      - **Não** → Dieta via oral

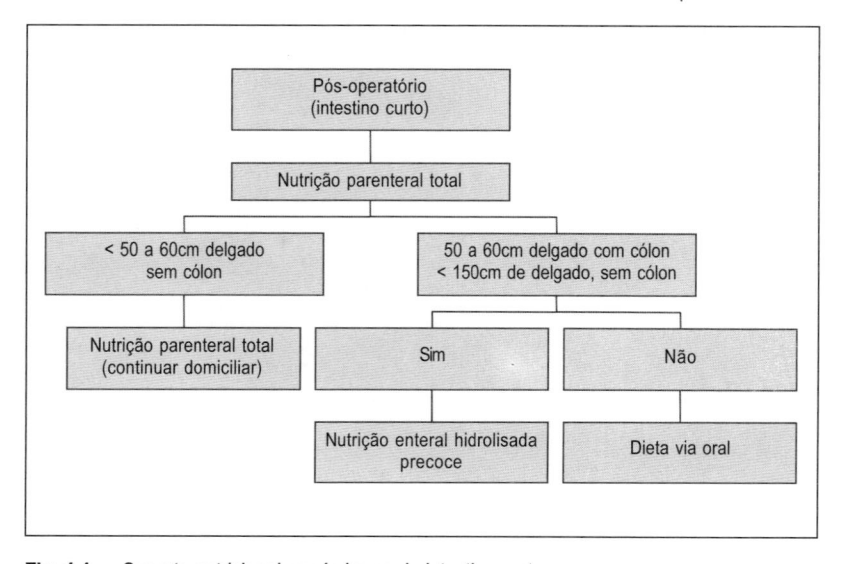

Fig. 4.4 — *Suporte nutricional na síndrome do intestino curto.*

Referências Bibliográficas

1. A.S.P.E.N. Board of Directors and The Clinical Guidelines Task Force. Guidelines for the Use of Parenteral and Enteral Nutrition.
2. Deitel M, Wong KH. The short bowel syndrome. In: Nutrition clinical surgery. Mervin Deitel. Williams B. Wilkins eds., 1985; 155-275.
3. Goodgame JT, Fischer JE. Parenteral nutrition in the treatment of acute pancreatitis effect on complication and mortality. Ann. Surg. 1997; 651-58.
4. Moore FA, Moore EE, Jones TN. TEM versus TPN following major abdominal septic morbidity. J. Trauma. 1999; 29(7):916-23.
5. Purdum PP, Kirby DF. Short bowel syndrome: a review of the role of nutritional support. JPEN. 1991; 15:93-101.
6. Teixeira da Silva ML, Waitzberg DL. Terapia nutricional na doença inflamatória intestinal. In: Habr-Gama A. Doença inflamatória intestinal — Clínicas Cirúrgicas Brasileiras. Colégio Brasileiro de Cirurgiões. Ano III. Vol. III, Rio de Janeiro, Atheneu, 1997.
7. Rasslan S, Mandia Neto J, Fava J. Fístulas pós-operatórias. In: Rasslan S. Aspectos críticos do doente cirúrgico. São Paulo. Robe Editora, 1998, pp. 161-173.
8. Rombeau JL, Rolandelli RH. Enteral and parenteral nutrition in patients qith enteric fistulas and short bowel syndrome. Surg. Clin. North. Am. 1987; 67:551-71.
9. Tassiopoulos AK, Baum G, Halverson JD. Surgical management of gastrointestinal fistulas- Small bowel fistulas. Surg. Clin. North. Am. 1996; 76:1175-81.
10. Waitzberg, DL. Nutrição oral, enteral e parenteral na prática clínica. São Paulo, 3ª ed, Ed. Atheneu, 2000.

5 Avaliação Inicial da Dor Abdominal Aguda

Abordagem Inicial

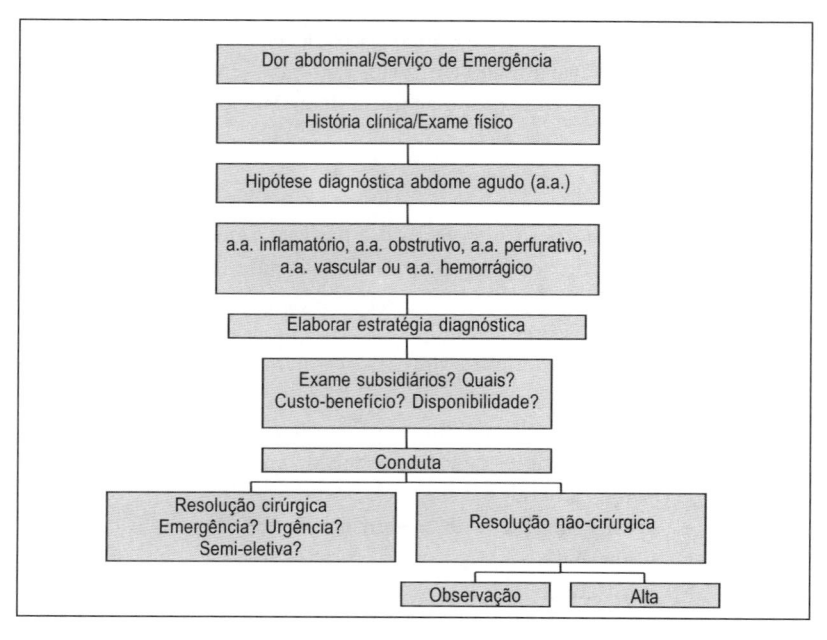

```
Dor abdominal/Serviço de Emergência
                │
História clínica/Exame físico
                │
Hipótese diagnóstica abdome agudo (a.a.)
                │
a.a. inflamatório, a.a. obstrutivo, a.a. perfurativo,
a.a. vascular ou a.a. hemorrágico
                │
Elaborar estratégia diagnóstica
                │
Exame subsidiários? Quais?
Custo-benefício? Disponibilidade?
                │
            Conduta
           ┌────┴────┐
Resolução cirúrgica    Resolução não-cirúrgica
Emergência? Urgência?     ┌────┴────┐
Semi-eletiva?         Observação   Alta
```

Fig. 5.1 — *Classificação e apresentação usual do abdome agudo.*

Considerações Gerais

- A queixa de dor abdominal aguda é responsável por cerca de 10% das admissões nos Serviços de Cirurgia de Emergência.
- As características da dor abdominal podem orientar o cirurgião no sentido de definir o tipo de abdome agudo.
- Não existe um único método ou exame subsidiário que possa determinar o diagnóstico e o tratamento a ser adotado.
  - A seqüência a ser adotada dependerá da natureza mais provável da modalidade do abdome agudo.
- Em até 30% dos casos não se consegue chegar ao diagnóstico etiológico (dor abdominal de origem indeterminada).
  - Estes pacientes não devem receber "possíveis diagnósticos", mas sim serem orientados quanto à evolução do quadro e à necessidade de retorno para reavaliação.
- A avaliação da dor abdominal é especialmente difícil nos pacientes idosos e imunodeprimidos, devido à possibilidade de apresentações clínicas atípicas e da associação com outras afecções preexistentes.
- A utilização de narcóticos e analgésicos deve ser criteriosamente considerada após avaliação do cirurgião, visto que, em alguns casos, o alívio da dor pode aumentar a acurácia diagnóstica.

Conceitos

- A inervação do peritônio visceral e parietal é distinta, o que explica a diversidade de apresentações clínicas das afecções abdominais. Assim:
  - Peritônio visceral
    - nervos autônomos (simpáticos e parassimpáticos)
    - fibras C — lentas
    - dor mal localizada, difusa ou localizada na linha média
      * p. exemplo, quadros iniciais de apendicite aguda.
  - Peritônio parietal
    - nervos somáticos de origem medular
    - fibras A-l
    - dor localizada
      * p. exemplo, úlcera perfurada.

Classificação e Apresentação Usual do Abdome Agudo

Tabela 5.1
Classificação e Apresentação Usual do Abdome Agudo

	AAI	AAP	AAO	AAH	AAV
Dor abdominal	Localizada	Súbita, forte intensidade	Cólica	Súbita, fraca	Variável
Tempo de história*	12-36h	<12h	24-72h	<6h	6h a 7 dias
Parada de gases e fezes	+	+++	++++	+	+++
Vômitos	++	+	++++	+	++
Febre	+++	+	+	+	+

AAI: abdome agudo inflamatório; AAP: abdome agudo perfurativo;
AAO: abdome agudo obstrutivo; AAH: abdome agudo hemorrágico;
AAV: abdome agudo vascular
*O tempo de história apresentado tem o intuito essencialmente didático, e depende da natureza da afecção e das condições clínicas do doente.

Possibilidades Diagnósticas Relacionadas à Topografia da Dor Abdominal

Quadrante Superior Direito (Fig. 5.2)

Abscesso hepático
Apendicite retrocecal
Colecistite
Coledocolitíase
Doença inflamatória intestinal
Empiema
Gastrite/duodenite
Hepatite
Herpes-zoster
Insuficiência cardíaca
Infarto do miocárdio

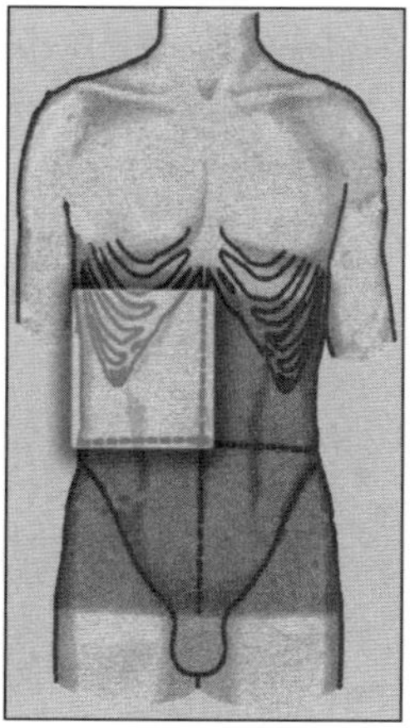

Fig. 5.2 — Dor abdominal em quadrante superior direito.

Nefrolitíase
Obstrução intestinal
Pancreatite
Pericardite
Pielonefrite
Pneumonia

Quadrante Inferior Direito (Fig. 5.3)

Abscesso de psoas
Aneurisma roto
Apendicite
Cálculo ureteral
Cisto de ovário
Diverticulite
Doença inflamatória intestinal
Endometriose
Hematoma de parede abdominal
Hérnia inguinal
Obstrução intestinal
Pancreatite
Pielonefrite
Prenhez ectópica
Salpingite
Úlcera perfurada

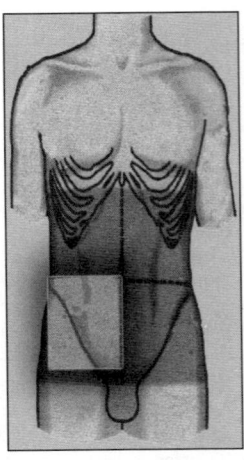

Fig. 5.3 — *Dor abdominal em quadrante inferior direito.*

Quadrante Superior Esquerdo (Fig. 5.4)

Abscesso esplênico
Diverticulite
Doenca inflamatória intestinal
Empiema pleural
Gastrite
Herpes-zoster
Infarto esplênico
Infarto do miocárdio
Nefrolitíase
Obstrução intestinal
Pancreatite

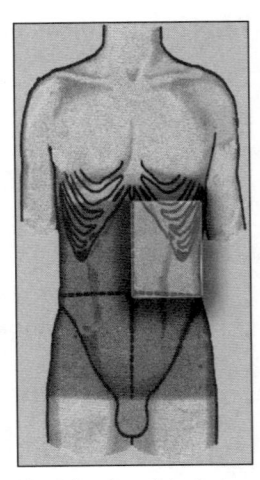

Fig. 5.4 — *Dor abdominal em quadrante superior esquerdo.*

Pielonefrite
Pneumonia

Quadrante Inferior Esquerdo (Fig. 5.5.)

Abscesso de psoas
Aneurisma roto
Cálculo ureteral
Cisto de ovário
Doença inflamatória intestinal
Diverticulite
Endometriose
Hematoma de parede abdominal
Hérnia inguinal
Obstrução intestinal
Pielonefrite
Prenhez ectópica
Salpingite

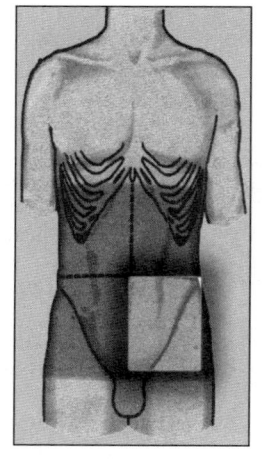

Fig. 5.5 — *Dor abdominal em quadrante inferior esquerdo.*

Dor Abdominal Difusa

Adenite mesentérica
Aneurisma roto
Apendicite
Cisto de ovário hemorrágico
Doença inflamatória intestinal
Gastroenterocolite
Isquemia mesentérica
Obstrução intestinal
Peritonite primária
Pancreatite
Situações clínicas*
Úlcera péptica perfurada

* Ver Capítulo 6

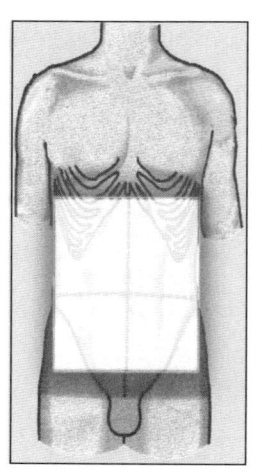

Fig. 5.6 — *Dor abdominal difusa.*

Referências Bibliográficas

1. Adams ID, Chan M, Clifford PC et al. Computer aided diagnosis of acute abdominal pain: a multicentre study. Brit. Med. J. 1986; 293: 800-5.
2. American College of Emergency Physicians. Clinical Policy: Critical issues for the initial evaluation and management of patients presenting with a chief complaint of non traumatic acute abdominal pain. Ann. Emerg. Med. 2000; 36: 406-15.
3. Boleslawski E, Panis Y, Benoist S, Denet C, Mariani P, Valleur P. Plain abdominal radiography as a routine procedure for acute abdominal pain of the right lower quadrant: prospective evaluation. World. J. Surg. 1999; 23 (3):262-4.
4. Delcore R, Cheung LY. Acute abdominal pain. New York, Scientific American Surgery, 1999.
5. Dombal FT. The OMGE acute abdominal pain survey. Progress Report, 1986. Scand J Gastroenterol. 1998; 144:35-8.
6. Dombal FT: Diagnosis of acute abdominal pain. London, 2nd ed, Churchill Livingstone, 1991.
7. Powers RD, Guertler AT. Abdominal pain in the ED: stability and change over 20 years. Am. J. Emerg. Med. 1995;13: 301-3.
8. Rozycki GS, Tremblay L, Feliciano DV, Joseph R, DeDelva P, Salomone JP et al. Three hundred consecutive emergent celiotomies in general surgery patients: influence of advanced diagnostic imaging techniques and procedures on diagnosis. Ann. Surgery. 2002; 235 (5): 681-8.
9. Stone R. Acute abdominal pain. Lippincott's Primary Care Practice. 1998; 2 (4):341-57.
10. Tait IS, Ionescu MV, Cuschieri A. Do patients with acute abdominal pain wait unduly long for analgesia?. Edinburgh, J. Royal Coll. Surg. 1999; 44(3):181-4.

6 Situações Clínicas que Simulam Abdome Agudo

Introdução

- São afecções clínicas variadas caracterizadas pela presença de dor abdominal como sintoma principal ou secundário, geralmente associadas a outros eventos cujo tratamento de escolha é clínico.

Causas

- Cutâneas
    - Infecção por varicela-zoster
    - Radiculopatia sensorial
- Parede abdominal
    - Hematoma da bainha do reto
- Intoxicação
    - Ferro
    - Álcoois
    - Chumbo
    - Privação de narcóticos
- Metabólicas/genéticas
    - Febre do Mediterrâneo
    - Porfiria aguda intermitente
    - Deficiência aguda de glicocorticóides

- ❏ Hipercalcemia
- ❏ Cetoacidose diabética
- ● Envenenamentos
  - ❏ Picada de aranha
- ● Cardiopulmonares
  - ❏ Infarto do miocárdio
  - ❏ Pneumonia
- ● Infecções abdominais
  - ❏ Adenite mesentérica
  - ❏ Peritonite bacteriana espontânea
  - ❏ Enterite infecciosa
- ● Urológicas
  - ❏ Epididimite
  - ❏ Prostatite
  - ❏ Nefroureterolitíase
- ● Moléstias infecciosas
  - ❏ Malária
  - ❏ Tétano
  - ❏ Sífilis terciária
- ● Vasculites
  - ❏ Febre das Montanhas Rochosas
  - ❏ Lúpus
- ● Hematológicas
  - ❏ Anemia falciforme
  - ❏ Edema angioneurótico
  - ❏ Púrpura de Henoch-Schönlein
- ● Neurológicas
  - ❏ Enxaqueca
  - ❏ Epilepsia

Causas Mais Freqüentes e Manifestações Clínicas mais Comuns

Infecção por Varicela-Zoster

- ● Hiperestesia cutânea dolorosa ao longo dos dermátomos acometidos.
- ● Caracteriza-se pela presença de erupção cutânea vesicular cinco a sete dias após o início da dor da parede tóraco-abdominal.

Hematoma da Bainha do Reto

- Manifesta-se através de dor abdominal súbita após paroxismos de tosse ou vômitos.
- Costuma ser decorrente do uso de anticoagulantes ou por discrasias sangüíneas.
- Ao exame físico evidencia-se massa palpável lateral à bainha do reto, em geral, entre o umbigo e a sínfise púbica.

Cetoacidose Diabética

- Pode ser causa ou conseqüência de quadro abdominal agudo.
- Em geral, apresenta-se com dor abdominal difusa e ausência de febre.
- Pode haver a presença de leucocitose.
- Em geral há a presença de fator desencadeante (pneumonia, infecção do trato urinário, interrupção da medicação hipoglicemiante).
- Ocorre melhora do quadro de dor com o tratamento clínico.

Porfiria Aguda Intermitente

- Doença autossômica dominante relacionada a defeito na síntese do grupo heme levando a acúmulo de porfirinas.
- É mais comum em mulheres jovens.
- Caracteriza-se clinicamente por ataques de dor abdominal difusa e em cólica com melhora da dor entre as crises.
- Associa-se a distúrbios neuropsiquiátricos.
- Pode apresentar-se com fraqueza muscular e fotossensibilidade cutânea.
- Ausência de febre.
- Hiponatremia.
- Presença de urobilinogênio positivo na urina com níveis plasmáticos normais de bilirrubina indireta.
- Tratamento clínico — evitar fatores desencadeantes: inanição e drogas.

Adenite Mesentérica

- Inflamação de gânglios linfáticos abdominais.
- É mais comum em adultos jovens e crianças.

- Pode acometer qualquer grupo linfático abdominal, sendo mais comum no ileocólico.
- Apresenta-se geralmente com dor abdominal em quadrante inferior direito, hipersensibilidade mal localizada e febre baixa.
- Pode estar associada com quadros extra-abdominais (em geral, respiratórios).
- A tomografia pode trazer subsídios para o diagnóstico.

Peritonite Bacteriana Espontânea (PBE)

Encontrada geralmente em hepatopatas e na síndrome nefrótica.
- Apresenta-se geralmente com dor abdominal difusa, febre e sinais de irritação peritoneal.
- Paracentese diagnóstica
    - Flora única (mais comumente aeróbica Gram-positiva)
    - A presença de flora mista afasta o diagnóstico de PBE
- Ausência de pneumoperitônio.
- Melhora com tratamento clínico (antibioticoterapia) após 48-72 horas.

Peritonite Relacionada ao Cateter de Diálise

- Dor abdominal difusa.
- Febre.
- Sinais de irritação peritoneal.
- Pode haver pequeno pneumoperitônio.
- Tratamento
    - Antibioticoterapia
    - Se não houver melhora, considerar retirada do cateter

Enterite Infecciosa

- Disentérica
    - Presença de leucócitos e hemácias nas fezes
    - *Shiguela, E. coli* invasiva, *Salmonella, Yersinia, Entamoeba* e *Clostridium difficile*
- Não disentérica
    - Rotavírus, Enterovírus, *E.coli* não-invasiva
- Dor abdominal difusa.
- Diarréia.

- Febre elevada.
- Distensão abdominal.
- Ruídos hidroaéreos aumentados.

Dor Abdominal Relacionada à Nefroureterolitíase

- Dor abdominal súbita e forte, principalmente em flanco e com irradiação inguinal e testicular.
- Náuseas e vômitos.
- Raramente associada à febre.
- Em geral não há sinais evidentes de irritação peritoneal.
- Presença de punhopercussão dolorosa da região lombar (sinal de Giordano positivo).
- Presença de hematúria microscópica em mais de 90% dos casos.

Vasculites

- Causas variadas com manifestações similares, geralmente associadas a quadros de colagenoses.
- Quadros abdominais são em geral componentes de um processo sistêmico primário.
- Podem se manifestar através de dor abdominal difusa, mal localizada, acompanhada de quadros suboclusivos ou de hemorragia digestiva que geralmente respondem ao tratamento clínico.
- Possibilidade de complicações, tais como perfuração e isquemia, principalmente nos casos refratários à terapia clínica.

Dor Abdominal na Anemia Falciforme

- Ampla variedade de manifestações abdominais.
- Quadros isquêmicos que podem progredir até infarto intestinal (oclusão capilar) tendo como possíveis causas
  - Colelitíase (hemólise)
  - Rotura esplênica (seqüestração de hemácias)
  - Processos infecciosos intra-abdominais (imunodepressão)
- Tratamento
  - Eliminação de fatores desencadeantes das crises
    - Expansão volêmica
    - Oxigênio suplementar

- Analgesia
- Refratariedade da dor e piora clínica podem representar indícios de complicações intra-abdominais.

Dor Abdominal e Infarto Agudo do Miocárdio (IAM)

- O IAM pode manifestar-se com dor epigástrica.
- Náuseas.
- Vômitos.
- Sudorese.
- Dispnéia.
- Presença de fatores de risco
  - Diabetes
  - Hipertensão
  - Hipercolesterolemia
  - Tabagismo
- Ao exame físico:
  - Ausência de sinais de irritação peritoneal
  - Palpação abdominal inconclusiva

Referências Bibliográficas

1. Cook DJ, Sackett DL, Spitzer WO. Methodological guidelines for systematic reviews of randomized control trials in healthcare from the Potsdam consultation on meta-analysis. J Clin Epidemiol 1995; 48:167-71.
2. Correia JP, Conn HO. Spontaneous bacterial peritonitis in cirrhosis: endemic or epidemic? Med Clin North Am 1975; 59: 963-81.
3. Duncan ND. Smith AI. McDonald AH. Mitchell DI. Biliary surgery in sickle cell disease: the Jamaican experience. J.Royal Coll. Surg. Edinburgh. 2002; 47(1):414-7.
4. Hummel M. Heinlein W. Banholzer P. Standl E. Ziegler AG. [Initial manifestation of diabetes type 1 with anemia, hyperparathyroidism, and abdominal lymphadenitis Internist. 2001; 42(2):279-80.
5. Macari M. Hines J. Balthazar E. Megibow A. Mesenteric adenitis: CT diagnosis of primary versus secondary causes, incidence, and clinical significance in pediatric and adult patients. A.J.R. 2002;178 (4):853-82.
6. Mowat C. Stanley AJ. Review article: spontaneous bacterial peritonitis-diagnosis, treatment and prevention. Alim. Pharmacol. & Therap. 2001;15 (12):1851-9.
7. Swischuk LE. Periumbilical pain and fever. Pediat. Emerg. Care. 1998; 14(2):159-60.

8. Swischuk LE. Abdominal pain for 3 days, but now the patient is feeling better. Pediatric Emergency Care. 2002;18 (2):105-7.
9. Such J, Runyon BA. Spontaneous bacterial peritonitis. Clin Infect Dis 1998; 27: 669-76.
10. Zulke C, Graeb C, Ruschhoff J, Wagner H, Jauch KW. Differential diagnosis and therapy of acute abdomen in sickle cell crisis. A rare case in visceral surgery Zentralblatt fur Chirurgie. 2000;125(2):166-73.

7
Perfuração de Esôfago

Introdução

- A ausência de serosa torna o órgão mais vulnerável à perfuração.
- A presença de tecido conjuntivo mediastinal frouxo facilita a progressão da contaminação polimicrobiana.
- A irrigação sangüínea "peculiar" do esôfago não permtie dissecção extensa do órgão e aumenta o risco de deiscência da sutura.
- A doença esofageana associada tem importância na conduta e no prognóstico (principalmente devido à possível implicação nutricional).

Etiologia

Intraluminal

- Instrumental
  - Endoscopia
    - Diagnóstico
    - Hemostasia
    - Retirada de corpo estranho
    - Paliação de câncer
  - Sondas dilatadoras

- ❏ Balão Sengstaken-Blakemore
- ❏ Sonda nasogástrica e sonda traqueal
- Não instrumental
  - ❏ Barotrauma
  - ❏ Rotura espontânea (síndrome de Boerhaave)

Extraluminal

- Trauma
- Procedimentos cirúrgicos
  - ❏ Traqueostomia
  - ❏ Tireoidectomia
  - ❏ Cirurgia cardíaca
  - ❏ Cirurgia pulmonar
  - ❏ Miotomias esofageanas
  - ❏ Fundoplicaturas

Tipos de Perfurações

- Puntiforme — impactação de corpo estranho em áreas de estreitamento natural (cricofaringe, arco aórtico, brônquio esquerdo, esfíncter inferior).
- Linear e radial — endoscopia, dilatação forçada e síndrome de Boerhaave.
- Pós-necrótica — escleroterapia, vaporização de tumores (argônio, laser etc.), ingestão de corrosivos.

Quadro Clínico

**Tabela 7.1
Quadro Clínico**

Esôfago	Cervical	Torácico	Abdominal
Dor*	• Cervical • Rigidez de nuca • Torácica	• Torácica • Precordial** • Epigástrica	• Epigástrica • Irradiada p/ ombro • Simula abdome agudo
Enfisema cervical	++	+	-
Febre (tardia)	+	+	+
Disfagia	++	+	+
Desconforto respiratório	-	++	+
Sinal de Hamman (ruído auscultatório)	-	+	++
Hematêmese	-	+	+

- Ausente ou pouco freqüente
+ Freqüente
++ Muito freqüente
* Suspeitar de perfuração esofágica nos pacientes que apresentam antecedentes de ingestão de corpo estranho, de instrumentação endoscópica e de ingestão alcoólica seguida de vômitos.
** Em casos de impactação de corpo estranho no estreitamento aórtico, ter em mente a possibilidade de ocorrência de fístula aortoesofágica.

Fatores Prognósticos

- Intervalo entre a perfuração e o diagnóstico
  - menor que 24 horas
    • precoce — 10% mortalidade
  - maior que 24 horas
    • tardia — mortalidade superior a 50%
- Presença de doença esofageana associada.
- Tipo de tratamento.

Diagnóstico por Imagem

Radiografia Simples/Contrastada (Contraste Iodado)

- Pescoço (perfil)
    - ❏ Enfisema
    - ❏ Alargamento do espaço retrofaríngeo
    - ❏ Extravasamento de contraste
    - ❏ Retificação da coluna cervical
    - ❏ Nível hidroaéreo
- Tórax (PA e perfil)
    - ❏ Enfisema de mediastino
    - ❏ Alargamento de mediastino
    - ❏ Derrame pleural
    - ❏ Pneumotórax
    - ❏ Extravasamento de contraste
    - ❏ Infiltrado pulmonar
- Abdome (cúpulas)
    - ❏ Pneumoperitônio
    - ❏ Extravasamento de contraste

Tomografia Computadorizada

- Pescoço e Tórax
    - ❏ Enfisema
    - ❏ Coleções mediastinais
    - ❏ Nível hidroaéreo
    - ❏ Derrame pleural
    - ❏ Pneumotórax
    - ❏ Extravasamento de contraste

Diagnóstico

```
        Antecedentes + Quadro
        clínico (sugestivos de
        perfuração de esôfago)
            Rx tórax (F+ P)
            Rx de abdome
                  │
                  ▼
          Quadro clínico e
        radiológico sugestivo*
                  │
                  ▼
         Perfuração de esôfago
              confirmada
             ┌────┴────┐
            Sim        Não
         ┌───┴───┐      │
    Apache > 20  Apache < 20   Esofagograma (contraste
                                    hidrossolúvel)
                                Tomografia cervicotorácica
                                   ┌──────┴──────┐
                            C/ extravasamento  S/ extravasamento
    Indicação ◄──────────────────┘
    cirúrgica
        ▲                    ┌──────┬──────┬──────┐
        │                 Coleção  Enfisema  Normal
        │                mediastinal (somente)
        │                 Abscesso
        │                    │        │        │
        │              Perfuração  Perfuração  S/ perfuração
        └──────────────confirmada  (possivel-   evidente
                                    mente
                                 tamponada)
```

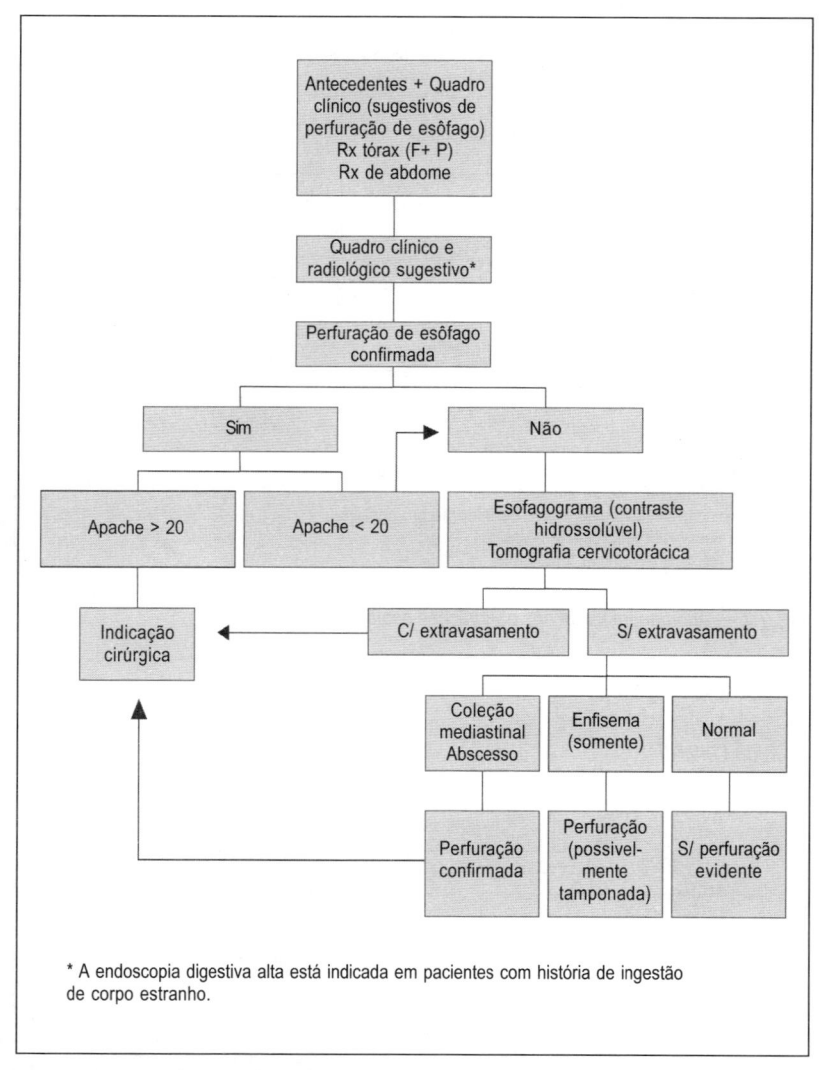

* A endoscopia digestiva alta está indicada em pacientes com história de ingestão de corpo estranho.

Fig. 7.1 — *Orientação diagnóstica na perfuração de esôfago.*

Abordagem Inicial

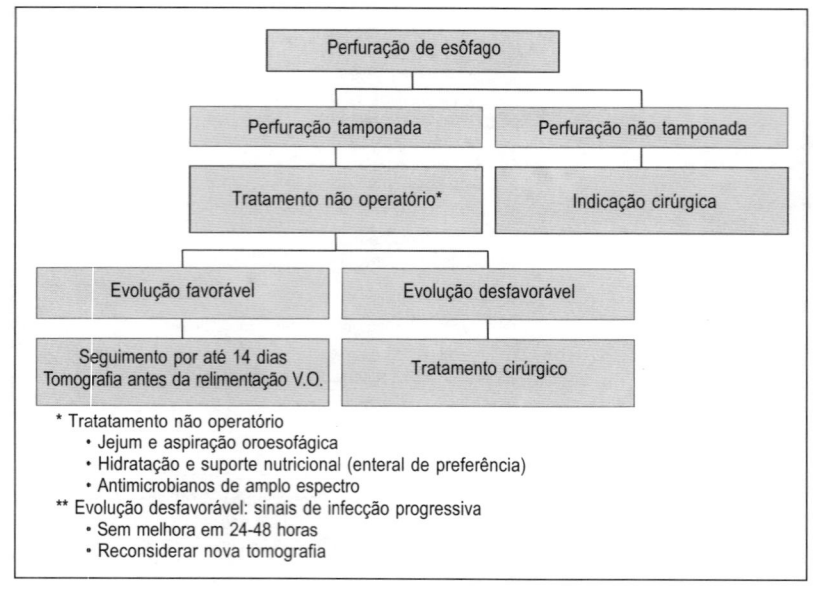

```
                    Perfuração de esôfago
                    ┌──────────┴──────────┐
         Perfuração tamponada      Perfuração não tamponada
                    │                         │
         Tratamento não operatório*      Indicação cirúrgica
         ┌──────────┴──────────┐
   Evolução favorável      Evolução desfavorável
         │                         │
Seguimento por até 14 dias    Tratamento cirúrgico
Tomografia antes da relimentação V.O.
```

* Tratatamento não operatório
  • Jejum e aspiração oroesofágica
  • Hidratação e suporte nutricional (enteral de preferência)
  • Antimicrobianos de amplo espectro
** Evolução desfavorável: sinais de infecção progressiva
  • Sem melhora em 24-48 horas
  • Reconsiderar nova tomografia

Fig. 7.2 — *Abordagem inicial nas perfurações esofágicas.*

Conduta Cirúrgica

Esôfago Cervical

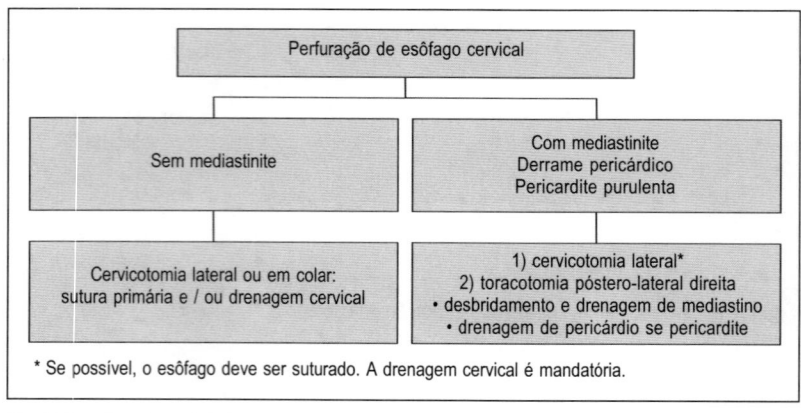

```
                Perfuração de esôfago cervical
                ┌──────────────┴──────────────┐
        Sem mediastinite               Com mediastinite
                                       Derrame pericárdico
                                       Pericardite purulenta
                │                              │
Cervicotomia lateral ou em colar:   1) cervicotomia lateral*
sutura primária e / ou drenagem     2) toracotomia póstero-lateral direita
cervical                            • desbridamento e drenagem de mediastino
                                    • drenagem de pericárdio se pericardite
```

* Se possível, o esôfago deve ser suturado. A drenagem cervical é mandatória.

Fig. 7.3 — *Conduta cirúrgica nas perfurações esofágicas: esôfago cervical.*

Esôfago Torácico

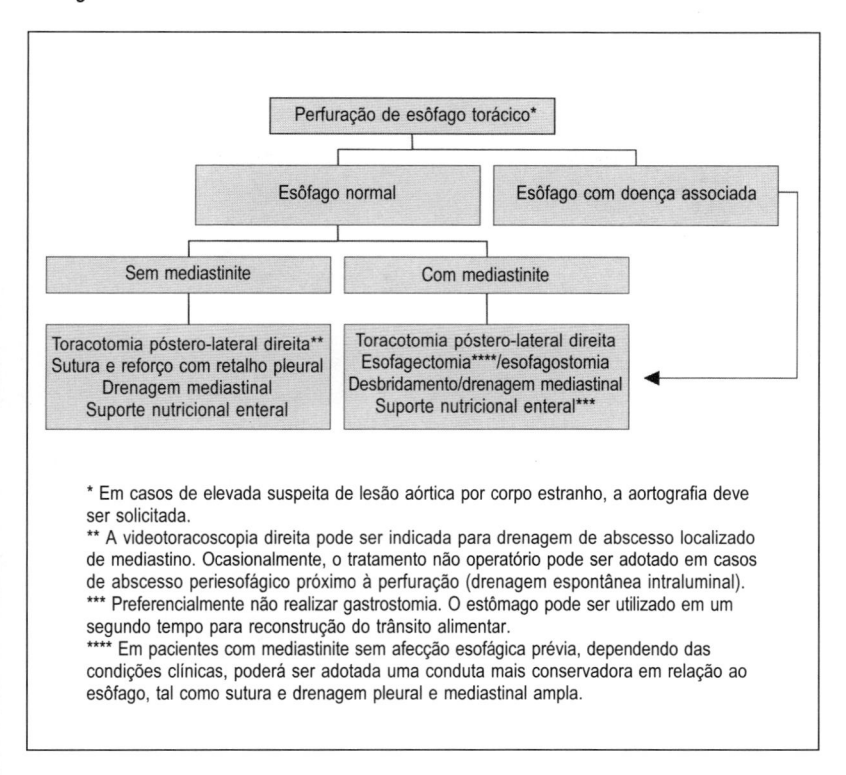

```
                    Perfuração de esôfago torácico*
                    ┌──────────────┴──────────────┐
              Esôfago normal            Esôfago com doença associada
                    │
         ┌──────────┴──────────┐
   Sem mediastinite        Com mediastinite

Toracotomia póstero-lateral direita**    Toracotomia póstero-lateral direita
Sutura e reforço com retalho pleural     Esofagectomia****/esofagostomia
Drenagem mediastinal                     Desbridamento/drenagem mediastinal
Suporte nutricional enteral              Suporte nutricional enteral***
```

* Em casos de elevada suspeita de lesão aórtica por corpo estranho, a aortografia deve ser solicitada.
** A videotoracoscopia direita pode ser indicada para drenagem de abscesso localizado de mediastino. Ocasionalmente, o tratamento não operatório pode ser adotado em casos de abscesso periesofágico próximo à perfuração (drenagem espontânea intraluminal).
*** Preferencialmente não realizar gastrostomia. O estômago pode ser utilizado em um segundo tempo para reconstrução do trânsito alimentar.
**** Em pacientes com mediastinite sem afecção esofágica prévia, dependendo das condições clínicas, poderá ser adotada uma conduta mais conservadora em relação ao esôfago, tal como sutura e drenagem pleural e mediastinal ampla.

Fig. 7.4 — *Conduta cirúrgica nas perfurações esofágicas: esôfago torácico.*

Esôfago Abdominal

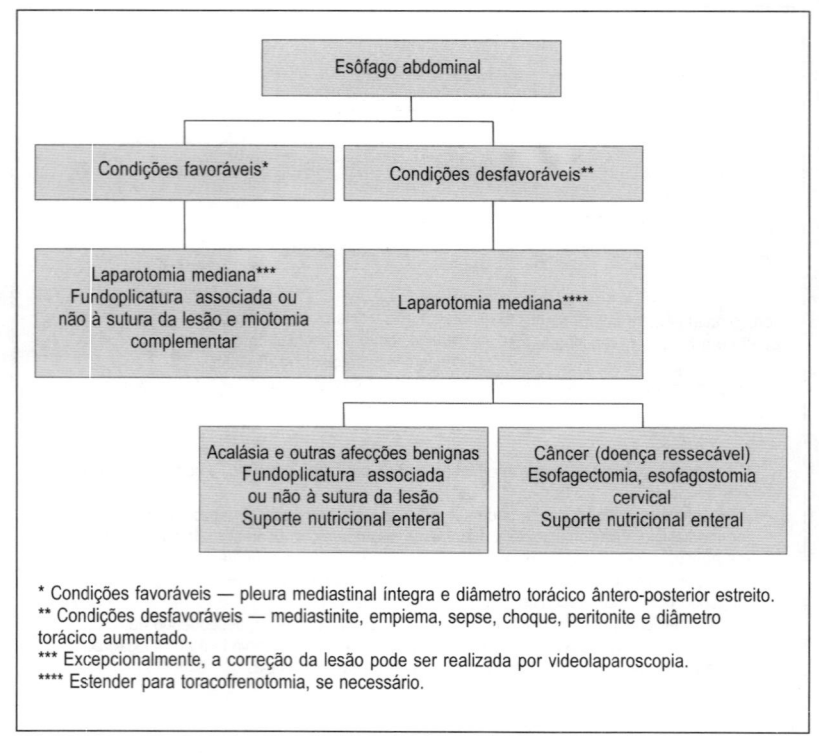

```
                        Esôfago abdominal
                              │
            ┌─────────────────┴─────────────────┐
    Condições favoráveis*              Condições desfavoráveis**
            │                                   │
    Laparotomia mediana***              Laparotomia mediana****
    Fundoplicatura associada ou
    não à sutura da lesão e miotomia
    complementar
                                        ┌───────┴────────┐
                            Acalásia e outras      Câncer (doença ressecável)
                            afecções benignas      Esofagectomia, esofagostomia
                            Fundoplicatura         cervical
                            associada ou não       Suporte nutricional enteral
                            à sutura da lesão
                            Suporte nutricional enteral
```

* Condições favoráveis — pleura mediastinal íntegra e diâmetro torácico ântero-posterior estreito.
** Condições desfavoráveis — mediastinite, empiema, sepse, choque, peritonite e diâmetro torácico aumentado.
*** Excepcionalmente, a correção da lesão pode ser realizada por videolaparoscopia.
**** Estender para toracofrenotomia, se necessário.

Fig. 7.5 — *Conduta cirúrgica nas perfurações esofágicas: esôfago abdominal.*

Comentários

- A manipulação instrumental ou a ingestão de corpo estranho responde pela quase totalidade das perfurações do esôfago.
- A manifestação clínica desta grave lesão é extremamente variável, podendo ser, eventualmente, pouco exuberante.
- Devemos ter em mente um alto índice de suspeita para orientar o diagnóstico.
- A precocidade do diagnóstico e do tratamento é de primordial importância, interferindo na morbidade e mortalidade das perfurações do esôfago.

Referências Bibliográficas

1. Backer CL, LoCicero JIII, Hartz RS, Donaldson JS, Shields T. Computed tomography in patients with esophageal perforation. Chest 1990; 98:1078-80.
2. Bell RCW. Laparoscopic closure of esophageal perforation following pneumatic dilatation for achalasia. Surg. Endosc. 1997; 11:476-8.
3. Bisgaard T, Wøjdemann M, Heindorff H, Svendsen LB. Nonsurgical treatment of esophageal perforations after endoscopic palliation in advanced esophageal cancer. Endoscopy 1997; 29:155-9.
4. Buecker A, Wein BB, Neuerburg JM, Guenther RW. Esophageal perforation: comparison of use of aqueous and barium-containing contrast media. Radiology 1997; 202: 683-6.
5. Flynn AE, Verrier ED, Way LW, Thomas NA, Pellegrini CA. Esophageal perforation. Arch. Surg. 1989;124:1211-5.
6. Iannettoni MD, Vlessis AA, Whyte RI, Orringer MB. Functional outcome after surgical treatment of esophageal perforation. Ann. Thorac. Surg. 1997; 64:1606-10.
7. Infatolino A, Ter RB. Rupture and perforation of the esophagus. In: The esophagus. 3rd ed. 1999; 595-605.
8. Justicz AG, Symbas PN. Spontaneous rupture of the esophagus: immediate and late results. Am Surg 1991; 57(1):4-7.
9. Lee J, Lieberman D. Complications related to endoscopic hemostasis techniques. Gastrointest Endosc Clin North Am 1996; 6:305-22.
10. Lightdale CJ, Heier SK, Marcon SE, et al Photodynamic therapy with porfimer sodium versus thermal ablation therapy with Nd:YAG laser for palliation of esophageal cancer: a multicenter randomized trial. Gastrointest Endosc 1995; 42:507-12.
11. Molina EG, Stollman N, Grauer L, Reiner DK, Barkin JS. Conservative management of esophageal nontransmural tears following pneumatic dilation for achalasia. Am J Gastroenterol 1995; 91:15-8.
12. Parkin GJS. The radiology of perforated esophagus. Clin Radiol 1973; 24:324-32.
13. Pasricha PJ, Fleischer DE, Kalloo AN. Endoscopic perforations of the upper digestive tract: a review of their pathogenesis, prevention and management. Gastroenterology 1994; 106:787-802.
14. Pate JW, Walker WA, Cole FH Jr. Spontaneous rupture of the esophagus: a 30-year experience. Ann Thorac Surg 1989; 47(5):689-92.
15. Reeder LB, DeFilippi VJ, Ferguson MK. Current results of therapy for esophageal perforation. Am J Surg 1995; 169:615-7.
16. Reynolds JC, Parkman HP. Achalasia. Gastroenterol Clin North Am 1989; 18:223-55.
17. Sabanathan S, Eng J, Richardson J. Surgical management of intrathoracic oesophageal rupture. Br J Surg 1994; 81(6):863-5.

18. Shaeffer HA, Valenzuela G, Mittal RK. Esophageal perforation: a reassessment of the criteria for choosing medical or surgical therapy. Arch Intern Med 1992; 52:757-61.
19. Tytgat GN, den Hartog Jager FC, Bartelsmen JF. Endoscopic prosthesis for advanced esophageal cancer. Endoscopy 1987; 18:32-9.
20. Wang N, Razzouk AJ, Safavi A, et al. Delayed primary repair of intrathoracic esophageal perforation: is it safe? J Thorac Cardiovasc Surg 1996; 111:114-21.
21. Whyte RI, Iannetoni MD, Orringer MB. Intrathoracic esophageal perforation. J Thorac Cardiovasc Surg 1995; 109:140-6.

8 Abdome Agudo Perfurativo

Introdução

- A perfuração de víscera oca manifesta-se por quadro clínico variável, dependendo do local acometido e do tempo de história.
- De modo geral, apresenta-se inicialmente como peritonite química, acompanhada secundariamente de infecção bacteriana.
- As perfurações mais freqüentes são as gastroduodenais e colônicas.

Diagnóstico

```
                    Dor abdominal súbita e intensa
                    ┌──────────────┴──────────────┐
    História de doença péptica              Doenças inflamatórias intestinais
    Uso de antiinflamatórios                Quadros infecciosos ou neoplásicos
                    └──────────────┬──────────────┘
                Manifestações difusas de irritação peritoneal
                                   │
                             RX abdome
                                   │
                           Pneumoperitônio
                    ┌──────────────┴──────────────┐
                   Sim                          Não*
                                                  │
                                            Tomografia**
                                    ┌─────────────┴─────────────┐
                                  Positiva                   Negativa
                              (pneumoperitônio)
                                    │                           │
                          Tratamento cirúrgico        Pesquisar outras afecções
```

* As perfurações de intestino delgado raramente apresentam evidências radiológicas de pneumoperitônio.
** A tomografia deve incluir janela tomográfica para pesquisa de gás.

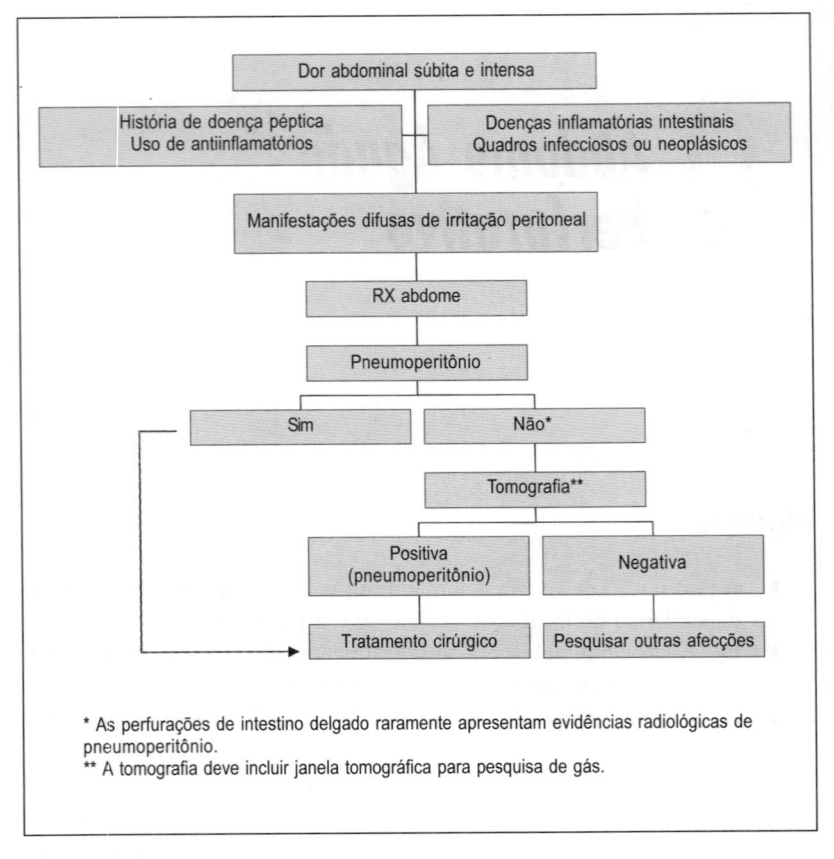

Fig. 8.1 — *Diagnóstico: abdome agudo perfurativo.*

Etiologia

- Lesões pépticas.
- Lesões gástricas por uso de medicamentos.
- Neoplasias gástricas e intestinais.
- Doenças inflamatórias intestinais.
- Processos infecciosos intestinais
  - Tuberculose

- ❏ Febre tifóide
- ❏ Citomegalovírus
- ● Corpo estranho.
- ● Trauma.
- ● Iatrogenia
  - ❏ Endoscopia
  - ❏ Colonoscopia
  - ❏ Retossigmoidoscopia

Vias de Acesso

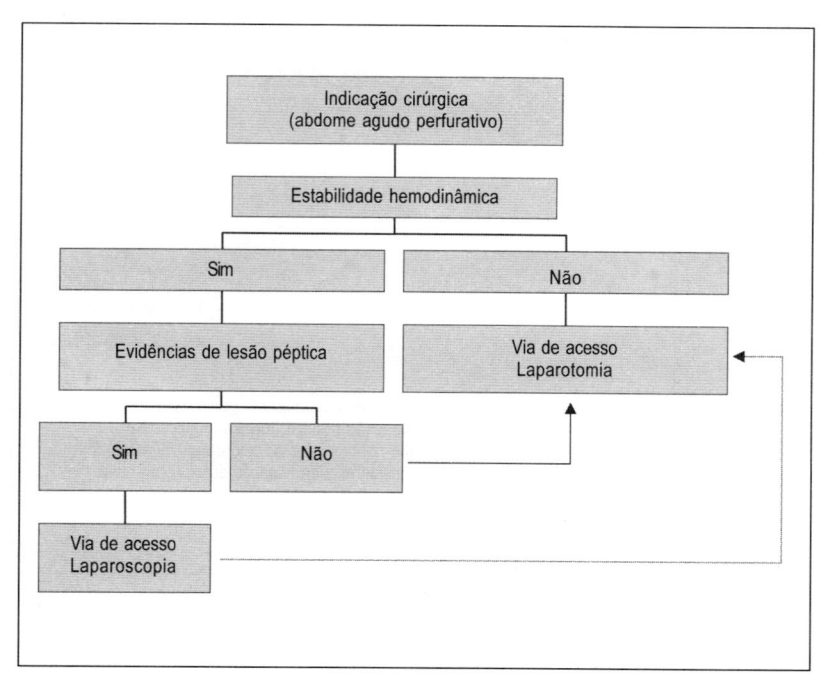

```
                Indicação cirúrgica
              (abdome agudo perfurativo)
                         |
              Estabilidade hemodinâmica
                    /          \
                  Sim           Não
                   |             |
        Evidências de lesão    Via de acesso
              péptica          Laparotomia
             /      \              ↑
           Sim      Não ────────────┘
            |
      Via de acesso
       Laparoscopia
```

Fig. 8.2 — *Vias de acesso nos casos de abdome agudo perfurativo.*

Conduta Cirúrgica

Úlcera Duodenal Perfurada

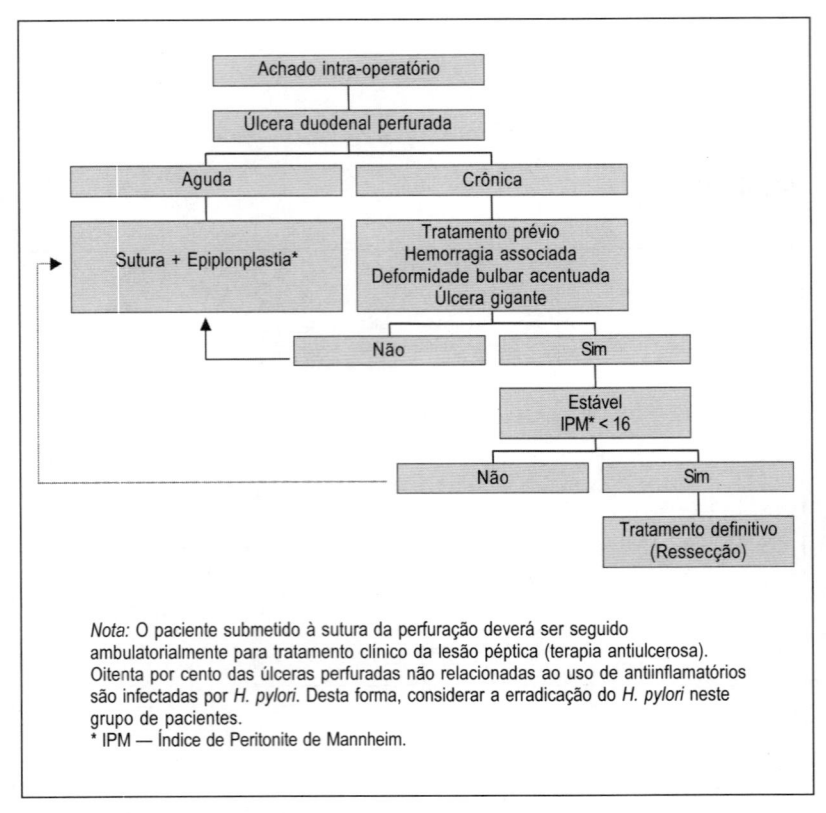

```
                    Achado intra-operatório
                              │
                    Úlcera duodenal perfurada
                       │              │
                     Aguda          Crônica
                       │              │
              Sutura + Epiplonplastia*    Tratamento prévio
                       ▲                  Hemorragia associada
                       │                  Deformidade bulbar acentuada
                       │                  Úlcera gigante
                       │              ┌───┴───┐
                      Não            Sim
                                       │
                                    Estável
                                    IPM* < 16
                                  ┌────┴────┐
                                 Não       Sim
                                            │
                                     Tratamento definitivo
                                         (Ressecção)
```

Nota: O paciente submetido à sutura da perfuração deverá ser seguido ambulatorialmente para tratamento clínico da lesão péptica (terapia antiulcerosa). Oitenta por cento das úlceras perfuradas não relacionadas ao uso de antiinflamatórios são infectadas por *H. pylori*. Desta forma, considerar a erradicação do *H. pylori* neste grupo de pacientes.
* IPM — Índice de Peritonite de Mannheim.

Fig. 8.3 — *Úlcera duodenal perfurada.*

Conduta na Úlcera Gástrica Perfurada

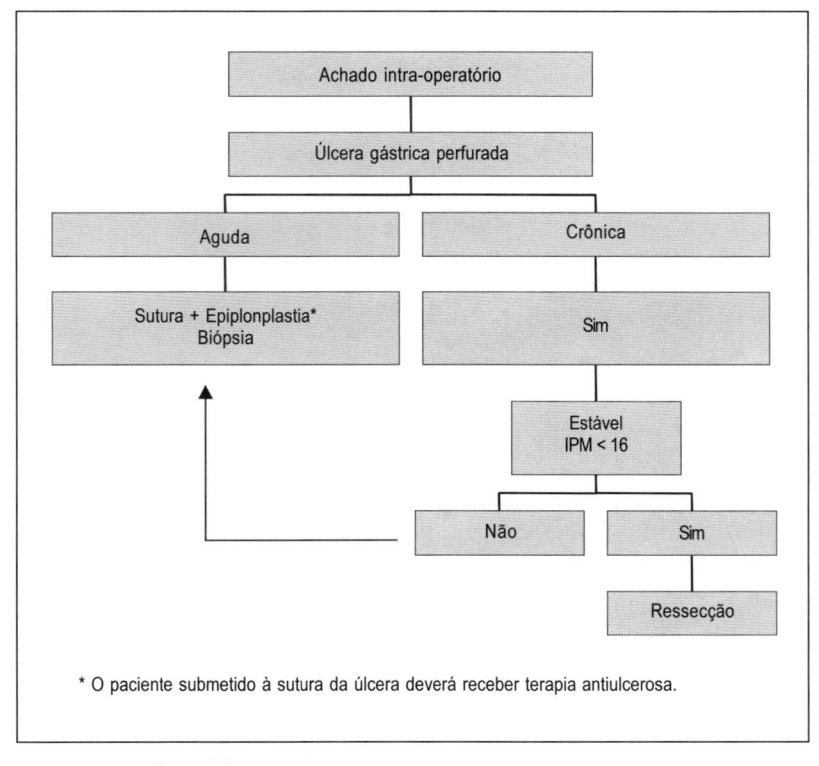

```
                    Achado intra-operatório
                             │
                    Úlcera gástrica perfurada
                      ┌──────┴──────┐
                    Aguda         Crônica
                      │             │
            Sutura + Epiplonplastia*  Sim
                  Biópsia             │
                      ▲            Estável
                      │            IPM < 16
                      │         ┌─────┴─────┐
                      │        Não         Sim
                      └─────────┘           │
                                        Ressecção
```

* O paciente submetido à sutura da úlcera deverá receber terapia antiulcerosa.

Fig. 8.4 — *Conduta na úlcera gástrica perfurada.*

Conduta na Perfuração de Intestino Delgado

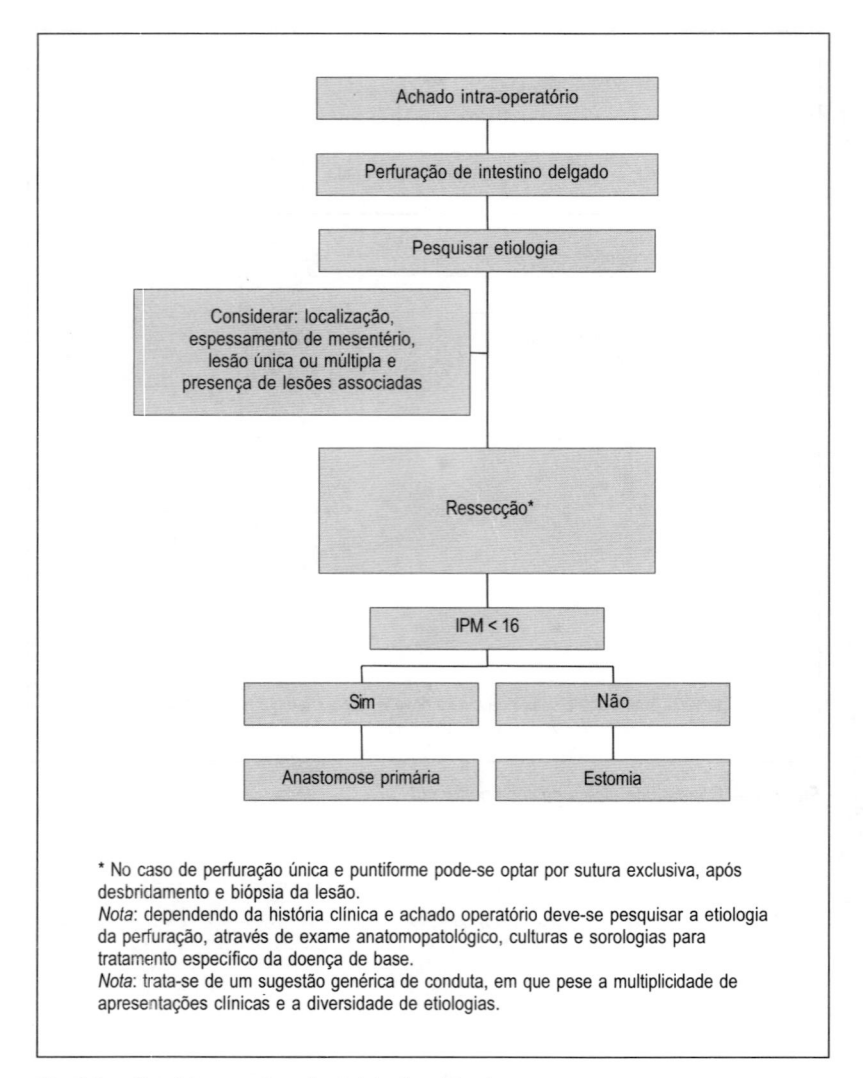

```
Achado intra-operatório
          │
Perfuração de intestino delgado
          │
    Pesquisar etiologia
          │
Considerar: localização,
espessamento de mesentério,
lesão única ou múltipla e
presença de lesões associadas
          │
      Ressecção*
          │
       IPM < 16
        ┌──┴──┐
       Sim   Não
        │     │
  Anastomose  Estomia
   primária
```

* No caso de perfuração única e puntiforme pode-se optar por sutura exclusiva, após desbridamento e biópsia da lesão.
Nota: dependendo da história clínica e achado operatório deve-se pesquisar a etiologia da perfuração, através de exame anatomopatológico, culturas e sorologias para tratamento específico da doença de base.
Nota: trata-se de um sugestão genérica de conduta, em que pese a multiplicidade de apresentações clínicas e a diversidade de etiologias.

Fig. 8.5 — *Conduta na perfuração de intestino delgado.*

Conduta na Perfuração Colônica

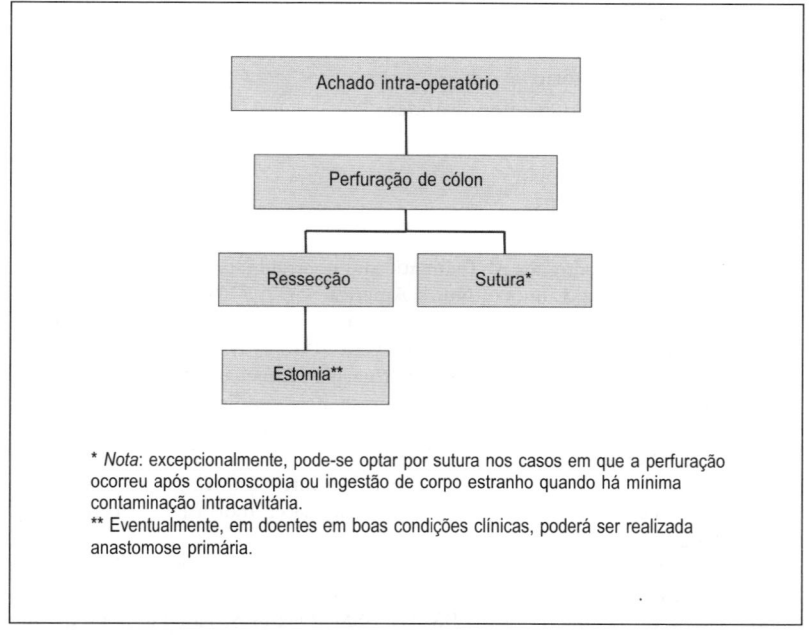

```
            Achado intra-operatório
                     │
            Perfuração de cólon
              ┌──────┴──────┐
          Ressecção       Sutura*
              │
           Estomia**
```

* *Nota*: excepcionalmente, pode-se optar por sutura nos casos em que a perfuração ocorreu após colonoscopia ou ingestão de corpo estranho quando há mínima contaminação intracavitária.
** Eventualmente, em doentes em boas condições clínicas, poderá ser realizada anastomose primária.

Fig. 8.6 — *Conduta na perfuração colônica.*

Causas Não-cirúrgicas de Pneumoperitônio

- Pacientes que apresentam evidências radiológicas de pneumoperitônio e ausência de sinais de irritação peritoneal.
- Habitualmente o achado de pneumoperitônio pressupõe tratamento cirúrgico imediato. As etiologias a seguir relacionadas são passíveis de tratamento clínico, quando forem descartadas as perfurações gastrintestinais.
- Causas
  - Espontâneo
  - Histerossalpingografia
  - Pneumatose intestinal cística
  - Pneumotórax
  - Pneumomediastino

- ❏ Pós-coito
- ❏ Pós-colonoscopia (sem perfuração de cólon)
- ❏ Pós-diálise peritoneal
- ❏ Pós-laparoscopia
- ❏ Pós-operatório
- ❏ Reanimação cardiopulmonar
- ❏ Ventilação mecânica

Referências Bibliográficas

1. Espinoza R, Rodriguez A. Traumatic and nontraumatic perforation of hollow viscera. Surgical Clinics of North America. 1997; 77(6):1291-304.
2. Kaiser AM, Katkhouda N. Laparoscopic management of the perforated viscus. Seminars in Laparoscopic Surgery. 2002;9 (1):46-53.
3. Kate V, Ananthakrishnan N, Badrinath S. Effect of Helicobacter pylori eradication on the ulcer recurrence rate after simple closure of perforated duodenal ulcer: retrospective and prospective randomized controlled studies. Brit. J. Surgery. 2001; 88 (8):1054-8.
4. Kumar D, Sinha AN. Helicobacter pylori infection delays ulcer healing in patients operated on for perforated duodenal ulcer. Indian J. Gastroenterology. 2002; 21 (1):19-22.
5. Lee, FYJ, Leung KL, Lai PBS, Lau JWY. Selection of patients for laparoscopic repair of perforated peptic ulcer. Brit. J. Surgery. 2001; 88(1):133-6.
6. Lee, FYJ, Leung KL, Lai PBS, Ng SSM, Dexter S, Lau JWY. Predicting mortality and morbidity of patients operated on for perforated peptic ulcers. Arch. Surgery. 2001; 136 (1): 90-93.
7. Mani C, Borah C, Krishna SV, Anuj M.; Bhatnagar D. The role of APACHE II triaging in optimum management of small bowel perforations. Tropical Doctor. 2001; 31(4):198-201.
8. Mularski RA, Sippel JM, Osborne ML. Pneumoperitoneum: A review of nonsurgical causes. Crit.Care Med. 2000; 28 (7):2638-44.
9. Siu WT, Leong HT, Law BK, Chau CH, Li AC, Fung KH, Tai YP, Li MK. Laparoscopic repair for perforated peptic ulcer: a randomized controlled trial. Ann. Surg. 2002; 235 (3):313-9.
10. Stapakis JC, Thickman D. Diagnosis of pneumoperitoneum: abdominal CT vs upright chest film. J Comput. Assist. Tomogr 1992; 16: 713-16.
11. Wara P. Effect of Helicobacter pylori eradication on the ulcer recurrence rate after simple closure of perforated duodenal ulcer: retrospective and prospective randomized controlled studies. Brit. J. Surg. 2002; 89(4):493-4.

9 Colecistite Aguda

Classificação

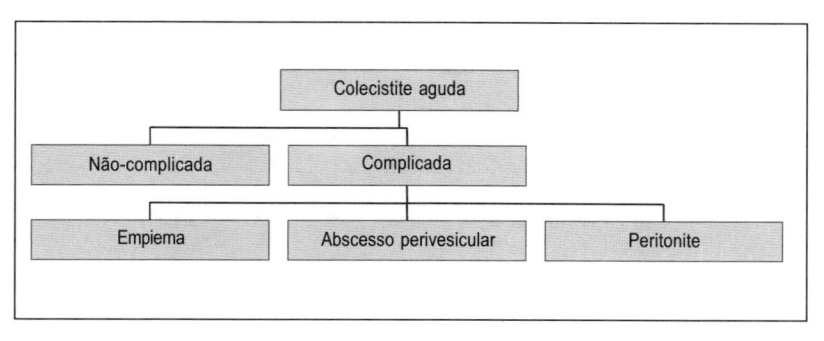

```
                    Colecistite aguda
                    ┌──────┴──────┐
            Não-complicada      Complicada
                          ┌──────────┴──────────┐
              Empiema   Abscesso perivesicular  Peritonite
```

Fig. 9.1 — *Colecistite aguda: classificação.*

Diagnóstico Clínico

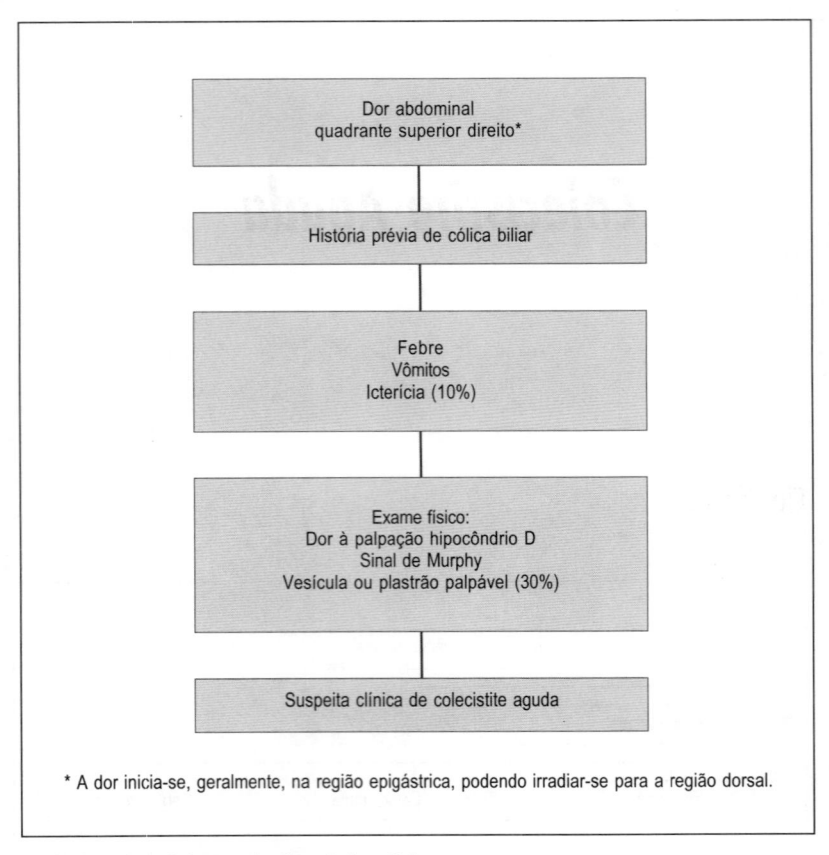

```
┌─────────────────────────────┐
│        Dor abdominal        │
│  quadrante superior direito*│
└──────────────┬──────────────┘
               │
┌──────────────┴──────────────┐
│ História prévia de cólica biliar │
└──────────────┬──────────────┘
               │
┌──────────────┴──────────────┐
│            Febre            │
│           Vômitos           │
│        Icterícia (10%)      │
└──────────────┬──────────────┘
               │
┌──────────────┴──────────────┐
│        Exame físico:        │
│ Dor à palpação hipocôndrio D│
│       Sinal de Murphy       │
│ Vesícula ou plastrão palpável (30%)│
└──────────────┬──────────────┘
               │
┌──────────────┴──────────────┐
│ Suspeita clínica de colecistite aguda │
└─────────────────────────────┘
```

* A dor inicia-se, geralmente, na região epigástrica, podendo irradiar-se para a região dorsal.

Fig. 9.2 — *Colecistite aguda: diagnóstico clínico.*

Conduta Diagnóstica

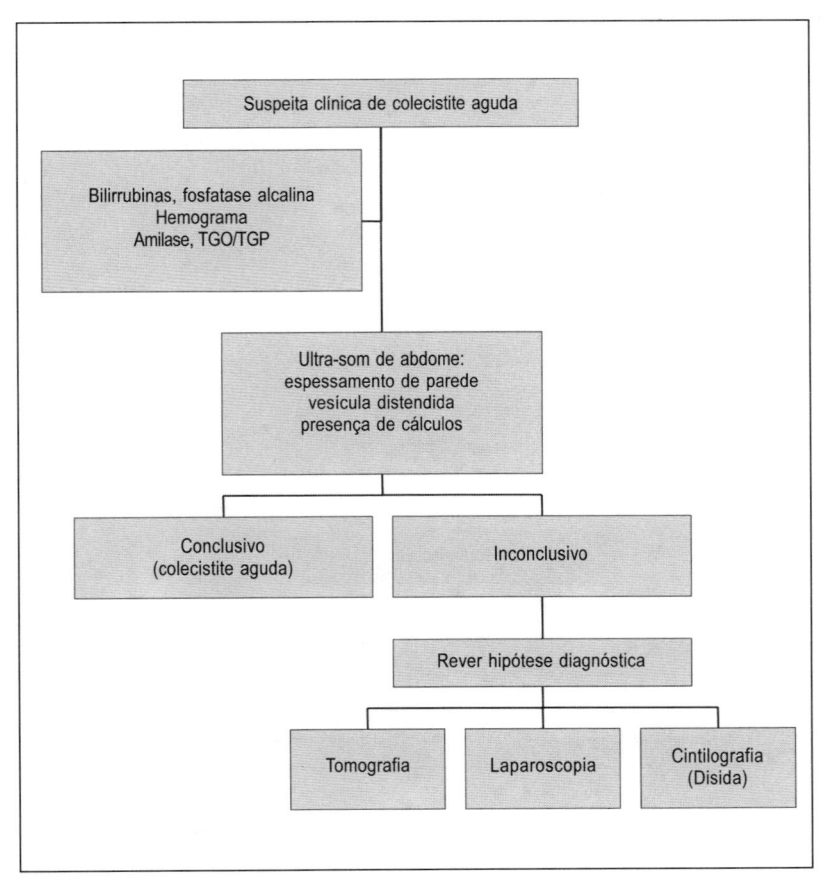

```
Suspeita clínica de colecistite aguda
    │
Bilirrubinas, fosfatase alcalina
Hemograma
Amilase, TGO/TGP
    │
Ultra-som de abdome:
espessamento de parede
vesícula distendida
presença de cálculos
    ├── Conclusivo (colecistite aguda)
    └── Inconclusivo
            │
        Rever hipótese diagnóstica
            ├── Tomografia
            ├── Laparoscopia
            └── Cintilografia (Disida)
```

Fig. 9.3 — *Colecistite aguda: conduta diagnóstica.*

Conduta Cirúrgica

Diagnóstico Clínico

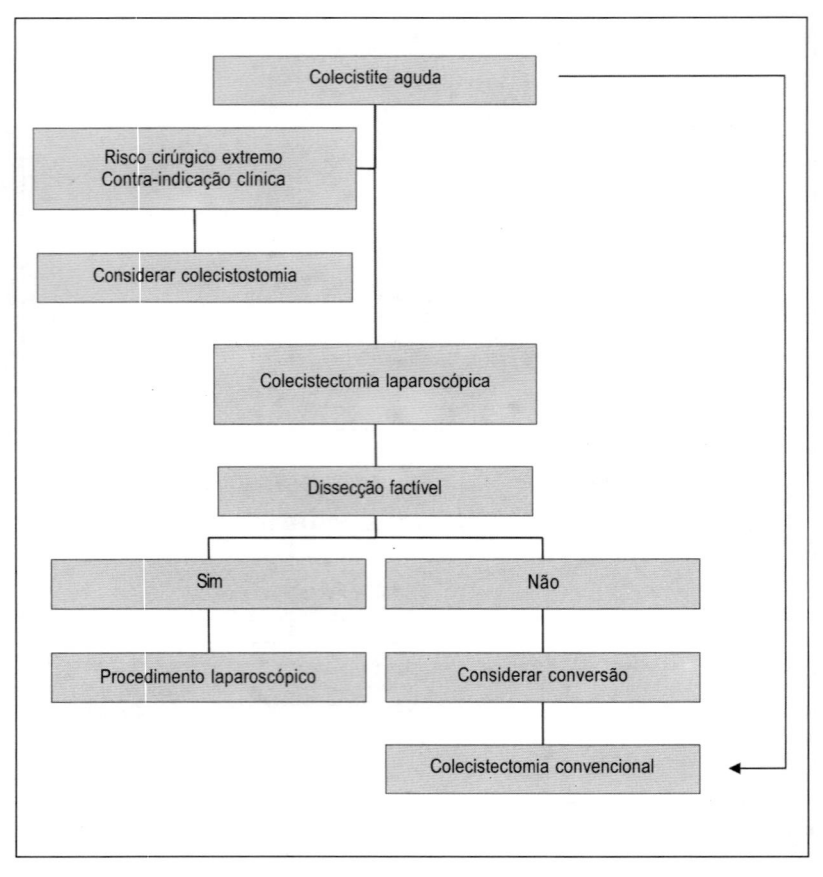

Fig. 9.4 — *Colecistite aguda: conduta cirúrgica.*

Indicações de Colangiografia Intra-operatória

- Suspeita de coledocolitíase
  - ❏ Clínica, laboratorial ou imagem
- Microcálculos.
- Icterícia pregressa ou atual.
- Pancreatite pregressa ou atual.
- Manobra tática (dissecção hilar difícil).
- Ducto biliar comum dilatado.

Colecistite Aguda Alitiásica

- Fatores de risco
  - ❏ Hipoperfusão esplâncnica
  - ❏ Jejum prolongado
  - ❏ Nutrição parenteral
- Conduta
  - ❏ Colecistectomia imediata
  - ❏ Considerar colecistostomia em casos excepcionais.

Referências Bibliográficas

1. Berber E, Engle K, String A, Garland A, Chang G, Macho J, Pearl JM, Siperstein AE. Selective use of tube cholecystostomy with interval laparoscopic cholecystectomy in acute cholecystitis. Arch. Surg. 2000; 135(3):341-6.
2. Berman M, Nudelman IL, Fuko Z, Madhala O, Neuman-Levin M, Lelcuk S. Percutaneous transhepatic cholecystostomy: effective treatment of acute cholecystitis in high risk patients. Israel M. Assoc. J. 2002; 4(5):331-3.
3. Cameron IC, Chadwick C, Phillips J, Johnson AG. Acute cholecystitis—room for improvement? Ann. Royal Coll. Surg. Engl. 2002; 84(1):10-3.
4. Glavic Z, Begic L, Simlesa D, Rukavina A. Treatment of acute cholecystitis. A comparison of open vs laparoscopic cholecystectomy. Surg. Endosc. 2001; 15(4):398-401.
5. Kiviluoto T, Siren J, Luukkonen P, Kivilaakso E. Randomised trial of laparoscopic versus open cholecystectomy for acute and gangrenous cholecystitis. Lancet. 1998; 351:321-5.
6. Lin, Eugene C, M.D., Kuni, Christopher C, M.D. Radionuclide Imaging of Hepatic and Biliary Disease. Seminars in Liver Disease. 2001; 21(2):179-94.
7. Liu TH, Consorti ET, Mercer DW. Laparoscopic cholecystectomy for acute cholecystitis: technical considerations and outcome. Seminars Lapar. Surg. 2002, 9(1):24-31.

8. Madan AK, Aliabadi-Wahle S, Tesi D, Flint LM, Steinberg SM. How early is early laparoscopic treatment of acute cholecystitis?. Am. J. Surg. 2002; 183(3):232-6.
9. Prakash K, Jacob G, Lekha V, Venugopal A, Venugopal B, Ramesh H. Laparoscopic cholecystectomy in acute cholecystitis. Surg. Endoscopy. 2002; 16(1):180-3.
10. Shea J, Berlin J, Escarce J et al. Revised estimates of diagnostic test sensitivity and specificity in suspected biliary tract disease. Arch Intern Med. 1994; 154:2573-81.

10 Colangite Aguda

Etiologia

- Coledocolitíase.
- Estenose biliar.
- Procedimentos endoscópicos ou percutâneos sobre o fígado, via biliar ou pâncreas.
- Tumor periampolar.

Diagnóstico

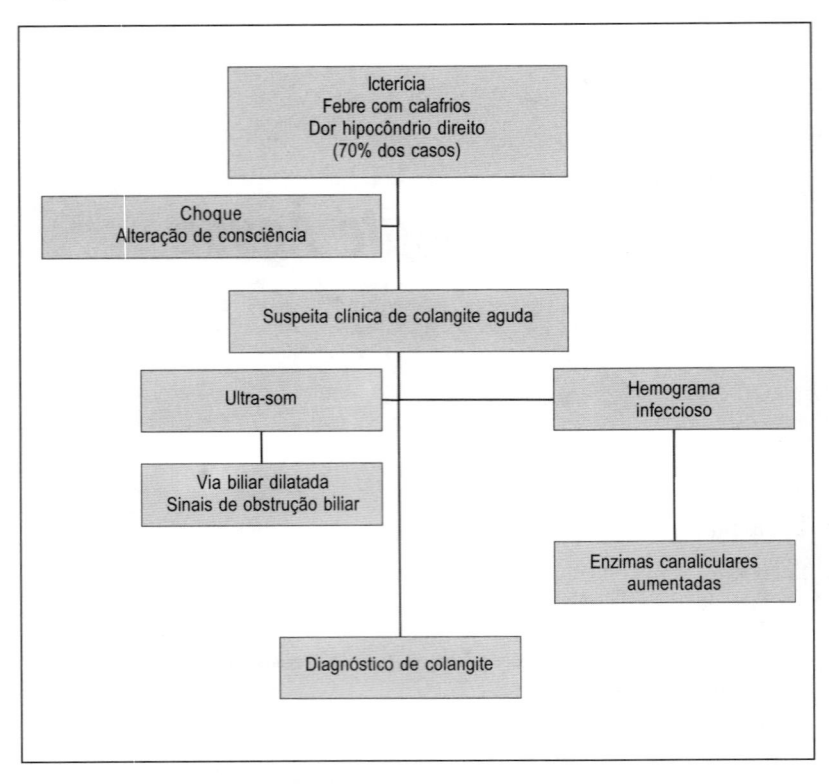

Fig. 10.1 — *Colangite aguda: diagnóstico.*

Conduta

Doente Estável

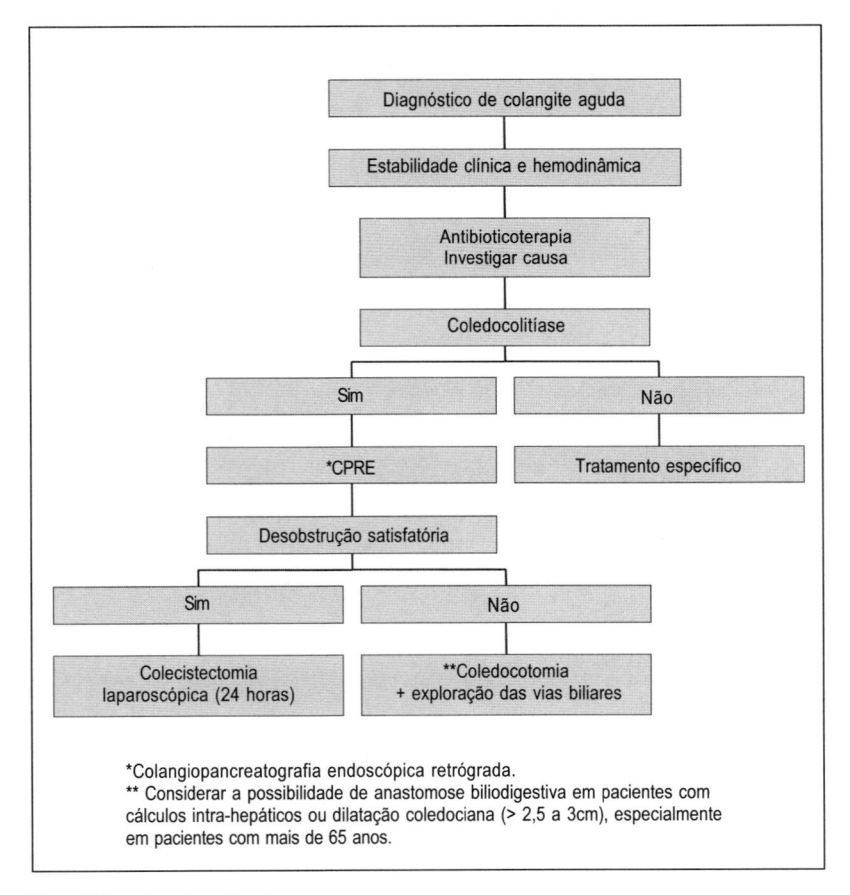

```
Diagnóstico de colangite aguda
            │
Estabilidade clínica e hemodinâmica
            │
    Antibioticoterapia
    Investigar causa
            │
      Coledocolitíase
       ┌────┴────┐
      Sim       Não
       │         │
     *CPRE   Tratamento específico
       │
Desobstrução satisfatória
    ┌────┴────┐
   Sim       Não
    │         │
Colecistectomia   **Coledocotomia
laparoscópica    + exploração das vias biliares
(24 horas)
```

*Colangiopancreatografia endoscópica retrógrada.
** Considerar a possibilidade de anastomose biliodigestiva em pacientes com cálculos intra-hepáticos ou dilatação coledociana (> 2,5 a 3cm), especialmente em pacientes com mais de 65 anos.

Fig. 10.2 — *Doente estável.*

Doente Instável

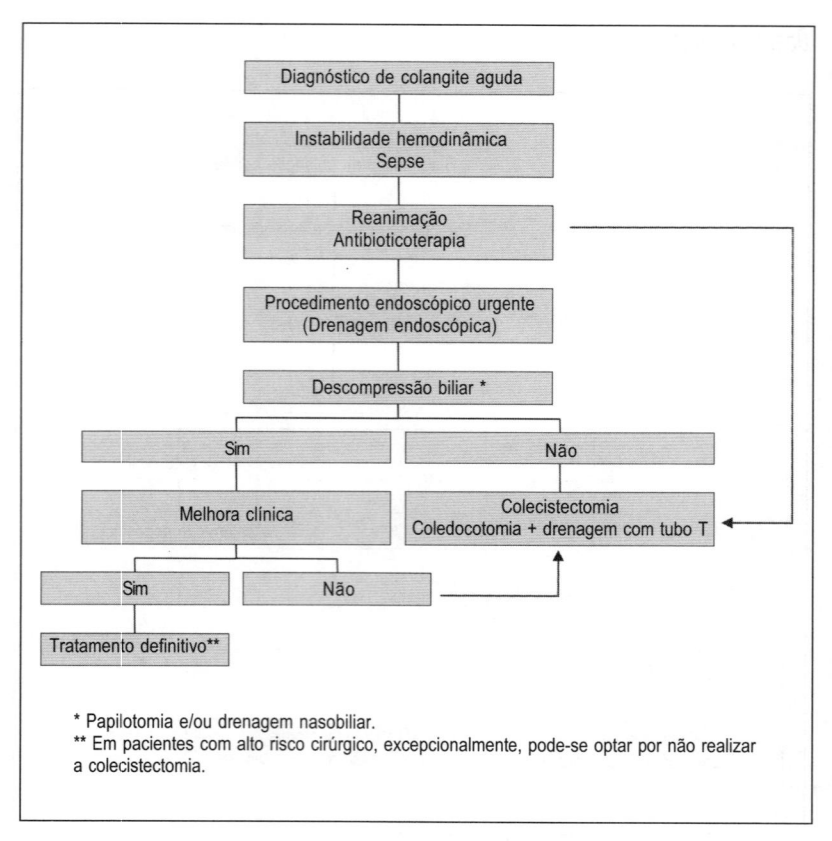

```
            Diagnóstico de colangite aguda
                        │
            Instabilidade hemodinâmica
                    Sepse
                        │
                  Reanimação
                Antibioticoterapia
                        │
          Procedimento endoscópico urgente
              (Drenagem endoscópica)
                        │
               Descompressão biliar *
                   ┌────┴────┐
                  Sim        Não
                   │          │
            Melhora clínica   Colecistectomia
                   │          Coledocotomia + drenagem com tubo T
              ┌────┴────┐
             Sim       Não
              │
     Tratamento definitivo**
```

* Papilotomia e/ou drenagem nasobiliar.
** Em pacientes com alto risco cirúrgico, excepcionalmente, pode-se optar por não realizar a colecistectomia.

Fig. 10.3 — *Doente instável.*

Referências Bibliográficas

1. Binmoeller KF, Schafer TW. Endoscopic management of bile duct stones. J. Clin. Gastroenterol. 2001; 32(2):106-11.
2. Brugge, William R, Van Dam, Jacques. Medical Progress: Pancreatic and Biliary Endoscopy. N. Engl. J. Med. 1999; 341(24):1808-16.
3. Cosenza CA, Durazo F, Stain SC, Jabbour N, Selby RR. Current management of recurrent pyogenic cholangitis. Am. Surg. 1999; 65(10):939-43.
4. Lai ECS, Mok FPT, Tan ESY et al. Endoscopic biliary drainage for severe acute cholangitis. N Engl J Méd 1992;326:1582-6.

5. Leung JW, Chung SC, Sung JJ, Banez VP, Li AK. Urgent endoscopic drainage for acute suppurative cholangitis. Lancet 1989;1:1307-9.
6. Poon RT, Liu C, Lo C, Lam C, Yuen W, Yeung C, Fan S, Wong J. Management of Gallstone Cholangitis in the Era of Laparoscopic cholecystectomy. Arch. Surg. 2001;136 (1): 11-6.
7. Ramirez FC, McIntosh AS, Dennert B, Harlan JR. Emergency endoscopic retrograde cholangiopancreatography in critically ill patients. Gastrointest Endosc 1998;47: 368-71.
8. Siegel JH, Rodriquez R, Cohen SA, Kasmin FE, Cooperman AM. Endoscopic management of cholangitis: critical review of an alternative technique and report of a large series. Am J Gastroenterol 1994; 89:1142-6.
9. Sugiyama M, Atomi Y. The benefits of endoscopic nasobiliary drainage without sphincterotomy for acute cholangitis. Am J Gastroenterol 1998; 93:2065-8.

11 Abscesso Hepático

Classificação

- Único (geralmente do lado direito, em 90% dos casos).
- Múltiplos.

Etiologia

- Bacteriano.
- Parasitário.
- Fúngico.

Origem

- Canalicular
  - Ex: colangite (mais freqüente)
- Portal
  - Ex: apendicite, diverticulite, abscesso intracavitário
- Hematogênico
  - Ex: endocardite
- Criptogênico (15%)
- Contigüidade.

Perfil Microbiológico de Acordo com a Fonte

- Mais comum
  - ❏ Fonte portal e canalicular — geralmente flora mista, Gram-negativos e anaeróbios
    - *E. coli, K. pneumoniae, Bacteroides* sp, enterococos, estreptococo anaeróbio
  - ❏ Fonte hematogênica — geralmente flora única (Gram-positivos)
    - Estreptococos sp, Estafilococos

Abscesso Amebiano

- Ocorre em menos de 20% dos casos de disenteria amebiana.
- É a manifestação extra-intestinal mais comum da amebíase.
- Os títulos de hemaglutinação apresentam positividade em 85 a 98% dos casos.
- A punção do abscesso revela ausência de flora bacteriana.
- Os trofozoítos podem ser encontrados nas fezes e no abscesso.
- Em casos onde a tomografia é duvidosa pode-se utilizar a cintilografia com Gálio-67, que será negativa nesta eventualidade.

Quadro Clínico

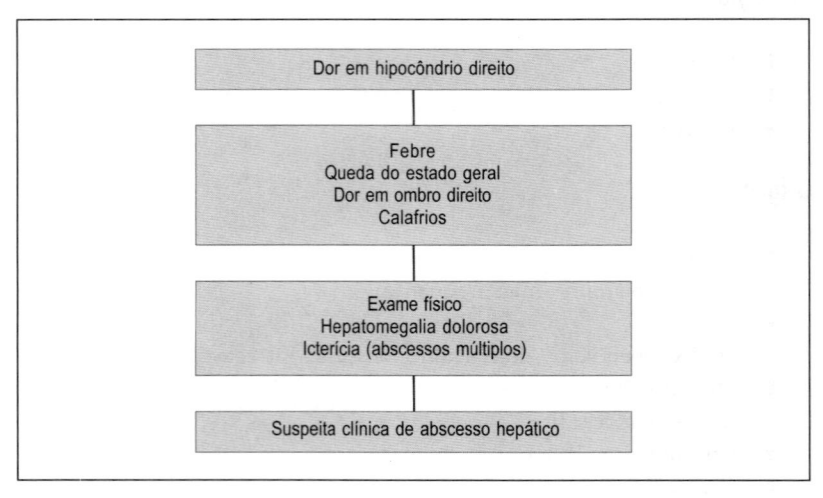

```
Dor em hipocôndrio direito
        │
Febre
Queda do estado geral
Dor em ombro direito
Calafrios
        │
Exame físico
Hepatomegalia dolorosa
Icterícia (abscessos múltiplos)
        │
Suspeita clínica de abscesso hepático
```

Fig. 11.1 — *Abscesso amebiano: quadro clínico.*

Conduta Inicial

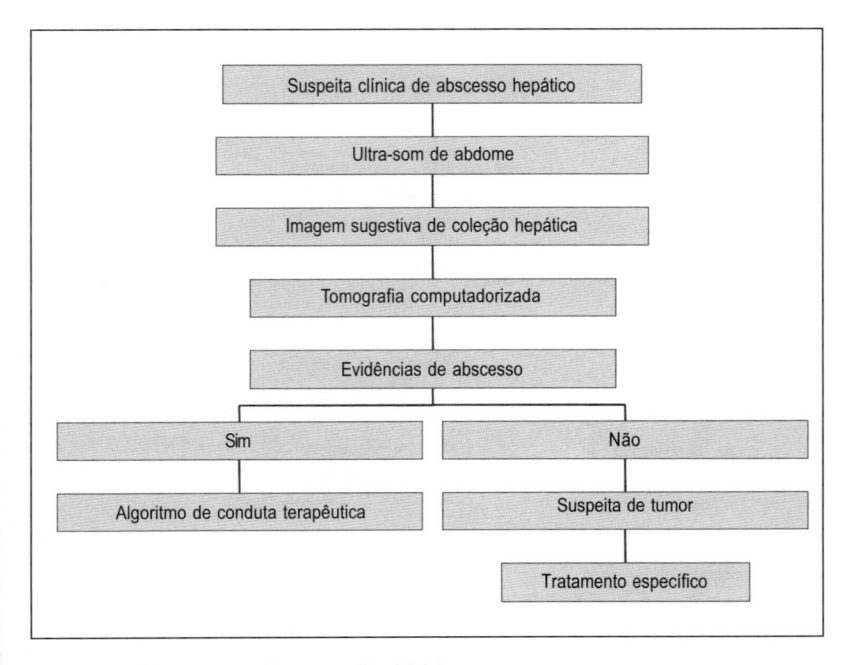

```
Suspeita clínica de abscesso hepático
          │
Ultra-som de abdome
          │
Imagem sugestiva de coleção hepática
          │
Tomografia computadorizada
          │
Evidências de abscesso
       ┌──┴──┐
      Sim    Não
       │      │
Algoritmo de   Suspeita de tumor
conduta            │
terapêutica   Tratamento específico
```

Fig. 11.2 — *Abscesso amebiano: conduta inicial.*

Conduta Terapêutica

```
                    ┌─────────────────────────────────┐
                    │ Diagnóstico de abscesso hepático │
                    └─────────────────────────────────┘
                                    │
                    ┌─────────────────────────────────┐
                    │ Punção percutânea guiada por USG │
                    │   Exame bacterioscópico (Gram)   │
                    └─────────────────────────────────┘
                        │                       │
            ┌───────────────────┐      ┌───────────────────┐
            │ Líquido achocolatado │    │  Líquido purulento  │
            └───────────────────┘      └───────────────────┘
                │           │                   │
    ┌───────────────────┐ ┌───────────────────┐
    │ Ausência de bactérias │ │ Presença de bactérias │
    └───────────────────┘ └───────────────────┘
                │                       │
    ┌───────────────────┐      ┌───────────────────┐
    │ Suspeita de abscesso │   │  Antibioticoterapia* │
    │      amebiano       │   │  Drenagem percutânea │
    └───────────────────┘      └───────────────────┘
                │                       │
    ┌───────────────────┐      ┌───────────────────┐
    │ Tratamento clínico  │   │  Investigar etiologia │
    │    específico**     │   └───────────────────┘
    └───────────────────┘        │           │
                        ┌──────────────┐ ┌──────────────┐
                        │ Melhora clínica │ │ S/ melhora clínica │
                        └──────────────┘ └──────────────┘
                                │               │
                    ┌────────────────────┐ ┌────────────────────┐
                    │ Manter tratamento clínico │ │ Repetir método de imagem │
                    └────────────────────┘ └────────────────────┘
                                                │
                                    ┌────────────────────┐
                                    │ Sem melhora - 72-96h │
                                    └────────────────────┘
                                        │               │
                            ┌────────────────────┐ ┌────────────────────┐
                            │ Considerar tratamento │ │ Considerar redrenagem │
                            │     cirúrgico***      │ │     (percutânea)      │
                            └────────────────────┘ └────────────────────┘
```

* Em casos de abscessos hepáticos múltiplos de pequenas dimensões, deve-se manter antibioticoterapia prolongada (quatro a seis semanas).
** O tratamento clínico da amebíase é feito através do uso de metronidazol.
*** O tratamento cirúrgico é mandatório nos casos de rotura do abscesso.

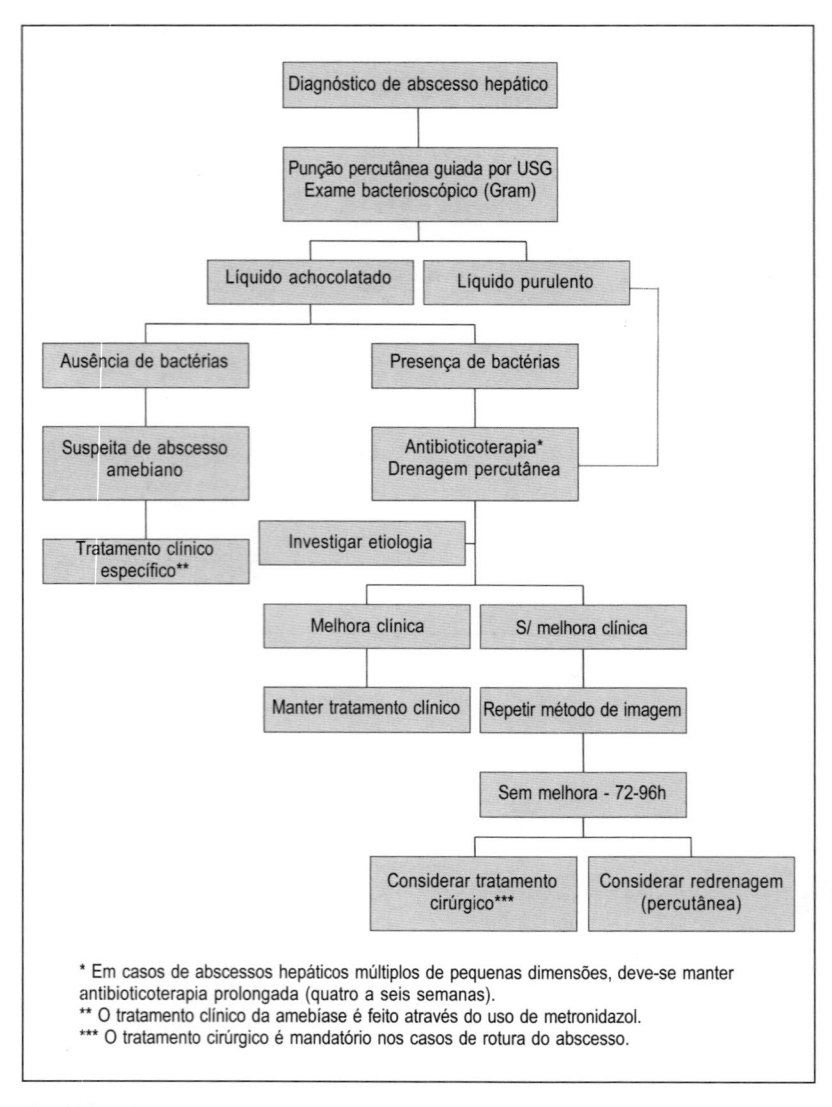

Fig. 11.3 — *Abscesso amebiano: conduta terapêutica.*

Complicações

- Rotura do abscesso para a cavidade abdominal ou pleural.
- Sepse.
- Insuficiência hepática.
- Hemobilia.

Referências Bibliográficas

1. Bowers ED, Robinson DJ, Doberneck RC. Pyogenic liver abscess. World. J. Surg. 1990; 14:128-32.
2. Branum GD, Tyson GS, Branum MA, Meyers WC. Hepatic abscess. Ann. Surg. 1990; 212:655-62.
3. Chu KM, Fan ST, Lai CS et al. Pyogenic liver abscess. An audit of experience over the past decade. Arch. Surg. 1996; 131: 148-52.
4. Donovan AJ, Yellin AE, Ralls PW. Hepatic abscess. World. J. Surg. 1999; 15:162-9.
5. Huang CJ, Pitt HA, Lipsett PA et al. Pyogenic hepatic abscess. Changing trends over 42 years. Ann. Surg. 1996; 223:6009.
6. McFadzean AJS, Chang KPS, Wong CC. Solitary pyogenic abscess of the liver treated by closed aspiration and antibiotics. Br. J. Surg. 1953; 41:141-52.
7. Mischinger HJ, Hauser H, Rabl H et al. Pyogenic liver abscess: Studies of therapy and analysis of risk factors. World. J. Surg. 1994; 18:852-8.
8. Ochsner A, DeBakey M. Amoebic hepatitis and hepatic abscess. Surgery 1943; 13:460.
9. Sharma MP, Ahuja V. Management of amebic and pyogenic liver abscess. Indian J. Gastroenterol 2001; 20(Suppl. 1):C33-6.
10. Solomkin JS, Reinhart HH, Dellinger EP, et al. Results of a randomized trial comparing sequential intravenous/oral treatment with ciprofloxacin plus metronidazole to imipenem in intra-abdominal infections. Ann Surg 1996; 223:303-15.
11. Yinnon AM, Hadas-Halpern I, Shapiro M, Hershko C. The changing clinical spectrum of liver abscess: the Jerusalem experience. Postgrad. Med. J. 1994; 70:436-9.

12 Pancreatite Aguda

Quadro Clínico

- Variável conforme a gravidade da doença.
- Dor abdominal de início súbito, de forte intensidade, em faixa, principalmente em epigastro, com irradiação para o dorso.
- Náuseas e vômitos.
- Antecedentes mais comuns
  - ❑ Alcoolismo
  - ❑ Colelitíase

Diagnóstico

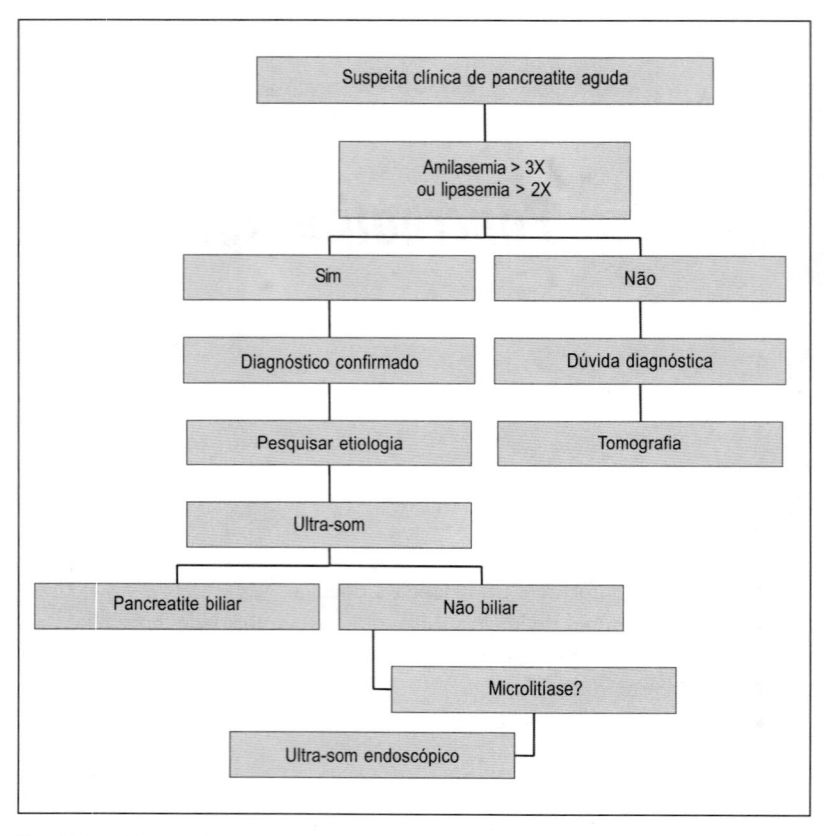

```
Suspeita clínica de pancreatite aguda
            │
Amilasemia > 3X
ou lipasemia > 2X
      ┌─────┴─────┐
     Sim         Não
      │           │
Diagnóstico    Dúvida
confirmado    diagnóstica
      │           │
Pesquisar     Tomografia
etiologia
      │
  Ultra-som
   ┌──┴──┐
Pancreatite   Não biliar
  biliar         │
              Microlitíase?
                 │
         Ultra-som endoscópico
```

Fig. 12.1 — *Pancreatite aguda: diagnóstico.*

Critérios de Gravidade

Critério Clínico-Laboratorial

Critérios de Ranson

- Admissão
  - Idade > 55 anos
  - Glóbulos brancos > 16.000/mm³
  - Glicemia > 200mg/dL
  - DHL > 350UI/L
  - TGO > 250UI/L
- Dentro das 48 horas iniciais
  - Queda do hematócrito > 10%
  - Aumento da uréia (5mg/dL)
  - Cálcio sérico < 8mg/dL
  - PaO_2 < 60mmHg
  - *Base excess* > 12mmol/L
  - Seqüestro líquido > 6L (em 24 horas)

Critério Tomográfico

Tabela 12.1 Critério de Balthazar-Ranson	
Achado tomográfico	Pontos
Normal (A)	0
Aumento difuso ou local do pâncreas (B)	1
Inflamação peripancreática (C)	2
Coleção em 1 espaço (D)	3
Coleção em 2 ou + espaços e/ou presença de gás (E)	4

Necrose
  Nenhuma
  ≤ 33%
  33-50%
  > 50%
	
	0
	2
	4
	6

Total	(0-10)

Classificação

- Não grave.
- Grave
  - \> 3 critérios de Ranson
  - Apache II ≥ 8
  - Índice de gravidade da tomografia ≥ 5
  - Obesidade (IMC > 30)

Cronologia da Definição de Gravidade

```
Diagnóstico de pancreatite aguda
Definir gravidade
        │
Admissão: falência orgânica ──── Pa sistólica < 90mmHg
        │                         PaO₂ < 60mmHg
   ┌────┴────┐                    creatinina > 2mg/dL
  Não        Sim
   │          │
Reavaliação  Pancreatite grave
diária       Aplicar critérios de Ranson
   │          │
┌──┴──┐      UTI
Evolução  Alteração clínica
satisfatória  Febre
   │      Sinais de falência orgânica
Pancreatite      │
não-grave   Aplicar escalas de gravidade
            Apache II
              │
            Programar CT abdome
            48 a 72h
            Escala de gravidade Balthazar
```

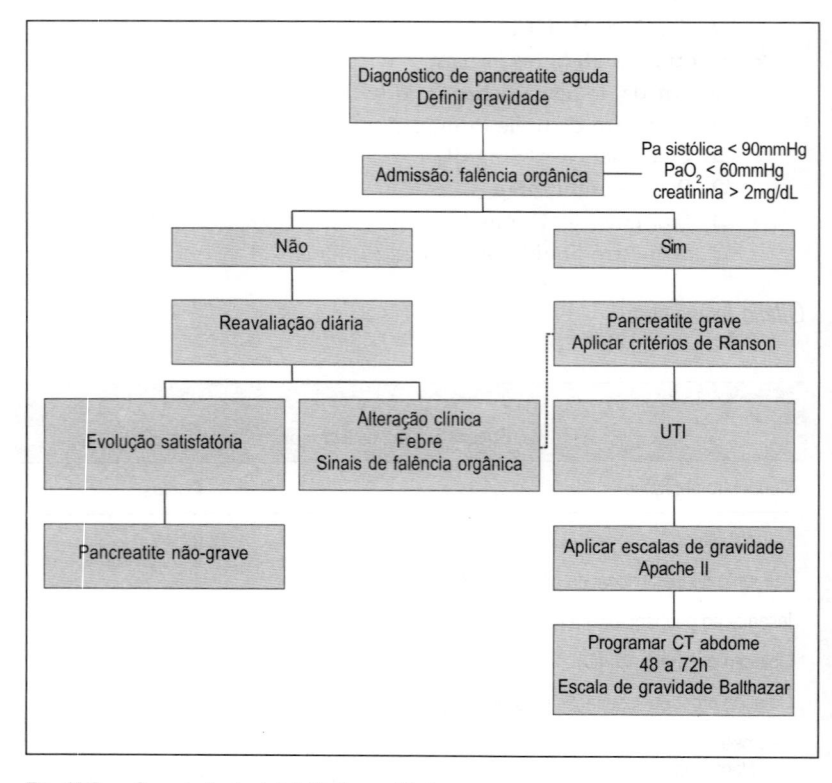

Fig. 12.2 — *Cronologia da definição de gravidade.*

Conduta — Pancreatite Aguda Biliar

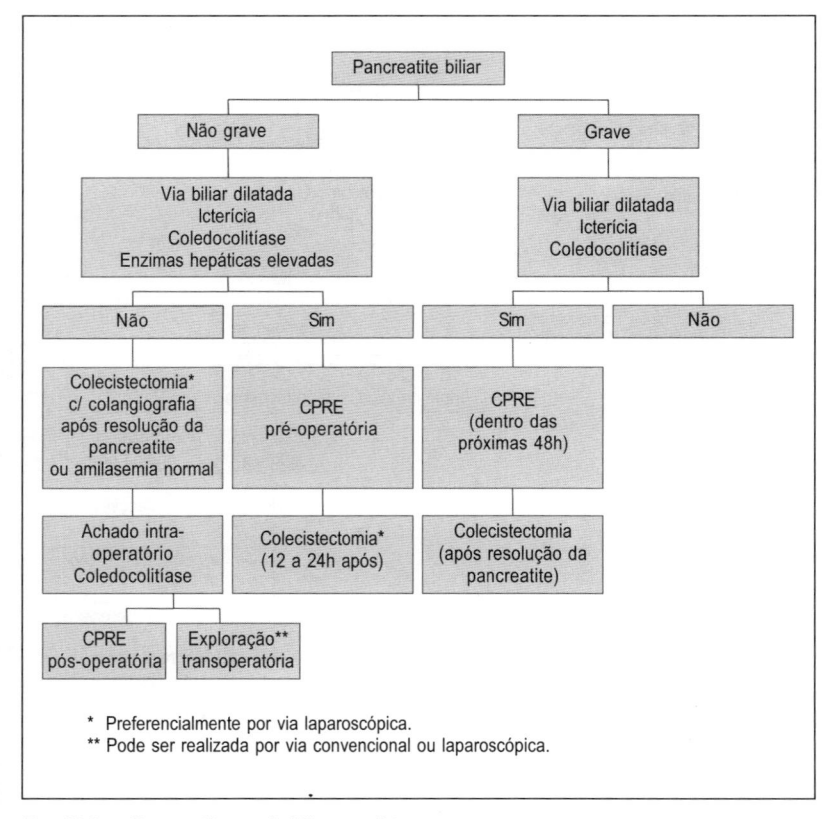

```
                        Pancreatite biliar
                    ┌──────────┴──────────┐
                 Não grave              Grave
                    │                     │
         Via biliar dilatada      Via biliar dilatada
              Icterícia                Icterícia
            Coledocolitíase         Coledocolitíase
        Enzimas hepáticas elevadas
         ┌──────┴──────┐         ┌──────┴──────┐
        Não           Sim       Sim           Não
         │             │         │             │
  Colecistectomia*   CPRE      CPRE       Colecistectomia
  c/ colangiografia  pré-      (dentro das (após resolução da
  após resolução da  operatória próximas 48h) pancreatite)
  pancreatite
  ou amilasemia normal
         │             │
  Achado intra-   Colecistectomia*
  operatório      (12 a 24h após)
  Coledocolitíase
   ┌─────┴─────┐
  CPRE      Exploração**
  pós-      transoperatória
  operatória
```

* Preferencialmente por via laparoscópica.
** Pode ser realizada por via convencional ou laparoscópica.

Fig. 12.3 — *Pancreatite aguda biliar: conduta.*

Conduta — Pancreatite Aguda Não Biliar

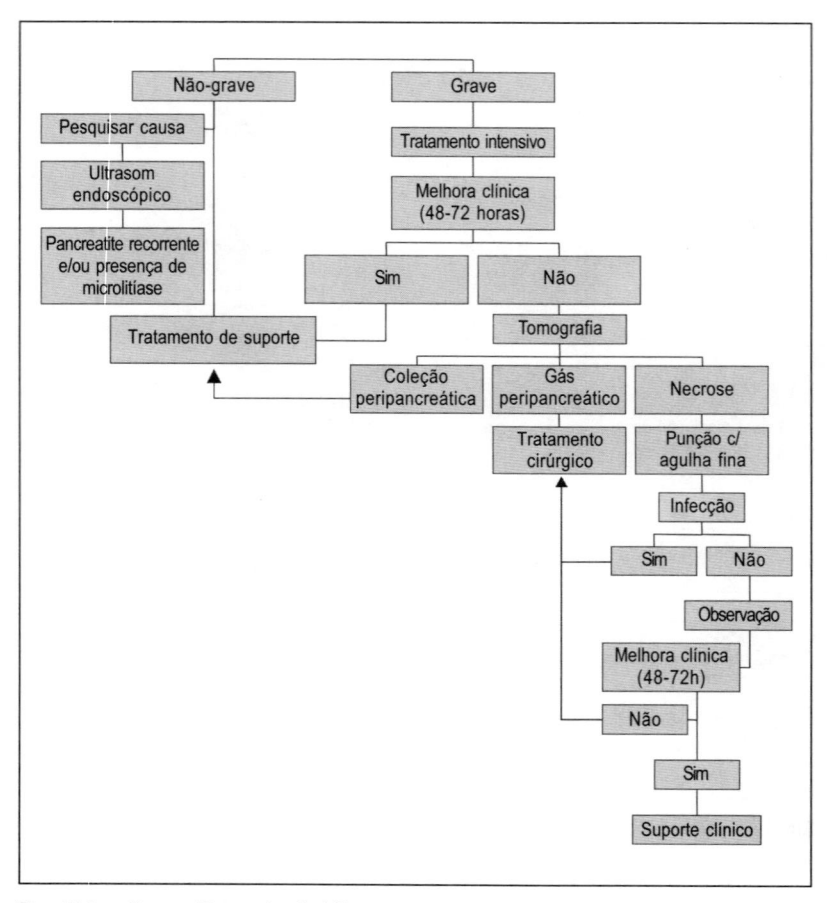

Fig. 12.4 — *Pancreatite aguda não-biliar.*

Conduta — Comentários

- A *antibioticoterapia* deve ser empregada, de forma preemptiva, nos casos de pancreatite grave em que houver duas ou mais coleções peripancreáticas ou necrose maior que 33% (Índice de Balthazar > 5). De forma terapêutica, deve ser utilizada nos casos em que a punção com agulha fina for positiva (necrose infectada) ou na presença de gás

peripancreático. Utilizamos Imipenem (1ª escolha) ou associação de Ciprofloxacina e Metronidazol (2ª escolha).
- A utilização de somatostatina, octreotide, gabexate, mesilate, lexipafante e aprotinina não tem, até o presente momento, suporte que justifique seu emprego.
- O *suporte enteral* deve ser utilizado, sempre que possível, como primeira escolha, através da passagem de sonda nasoenteral, locada após o ligamento de Treitz. Na impossibilidade de sua utilização, empregar nutrição parenteral total ou quando possível, associação de ambas.
- O *tratamento cirúrgico* deve ser indicado na presença de coleção ou necrose infectada ou abscesso pancreático, o que geralmente ocorre dias ou semanas após o início do quadro. A tática cirúrgica a ser adotada deve, se possível, fundamentar-se nos achados tomográficos, podendo incluir acessos retroperitoneais para drenagens localizadas ou procedimentos extensos, através de necrosectomia e desbridamento, em casos selecionados.

Referências Bibliográficas

1. Al-Onram M, Groof A, Wilke D. Enteral versus parenteral nutrition for acute pancreatitis. The Cochrane Library, Issue 12, 2001.
2. Balthazar EJ, Freeny PC, Van Sonnenberg E. Imaging and intervention in acute pancreatitis. Radiology. 1994; 193:297-306.
3. Banks PA. Practice guidelines in acute pancreatitis. Am J Gastroenterol. 1997; 92:377- 86.
4. Baron TH, Morgan DE. Acute necrotizing Pancreatitis. New Eng. J. Med. 1999; 340 (18):1212-7.
5. Bradley EL III. A clinically based classification system for acute pancreatitis:summary of the International Symposium on Acute Pancreatitis, Atlanta. Arch. Surg. 1993; 128:586-90.
6. Center for Reviews and dissemination Reviewers. Prophylatic antibiotics for severe acute pancreatitis: the beginning of an era. Database of Abstract of Reviews of Effectiveness. 1, 2001.
7. Center for Reviews and dissemination Reviewers. Meta-analysis of somatostatin,octreotide and gabexate mesilate in the therapy of acute pancreatitis. Database of Abstract of Reviews of Effectiveness. 1, 2001.
8. Hartwig W. Maksan SM. Foitzik T. Schmidt J. Herfarth C. Klar E. Reduction in mortality with delayed surgical therapy of severe pancreatitis. J. Gastroint. Surg. 2002; 6(3):1281-7.
9. Nathens AB, Marshall JC. Selective descontamination of the digestive tract in Surgical patients: A systematic review of the evidence. Arch. Surg, 1999; 1312(2):170-6.
10. Steinberg W, Neoptolemos JP, Fölsch UR, Layer, P. The management of severe gallstone pancreatitis. Pancreas. 2001; 22(3): 221-9.

13 Hemorragia Digestiva Alta

Definição

- Sangramento no tubo digestivo proximal ao ligamento de Treitz.

Etiologia

- Mais comuns
  - Gastrite hemorrágica
  - Úlcera duodenal
  - Úlcera gástrica
  - Varizes esofagogástricas
  - Síndrome de Mallory-Weiss
- Menos comuns
  - Esofagite
  - Fístula aortoentérica
  - Hemobilia
  - Lesão de Dieulafoy
  - Neoplasia gástrica
  - Sangramento para o ducto de Wirsung

Quadro Clínico

- Evidências de sangramento de grande volume
  - Hematêmese, melena em grande quantidade
  - Enterorragia e hipotensão
- Evidências de sangramento de pequeno volume
  - Melena ou sangue oculto nas fezes

Fatores de Risco

Fatores Clínicos de Morbimortalidade

- Idade > 65 anos.
- Hipotensão.
- Hematêmese ou enterorragia.
- Insuficiência hepática ou renal.
- Doenças sistêmicas graves.
- Coagulopatia.
- Necessidade de transfusão acima de quatro unidades de concentrado de hemácias.
- Ressangramento.

Fatores Endoscópicos de Morbimortalidade

- Úlcera maior que 2cm.
- Vaso maior que 1,5mm.
- Úlcera de pequena curvatura, proximal à incisura angular.
- Úlcera na parede posterior do bulbo duodenal.

Classificação de Forrest

- Classe I a: sangramento ativo em jato.
- Classe I b: sangramento ativo "em babação".
- Classe II a: sem sangramento com vaso visível.
- Classe II b: coágulo aderido.
- Classe II c: úlcera plana com pigmento.
- Classe III: base limpa.

Conduta Inicial

- A conduta inicial deve se basear no controle e estabilização hemodinâmica e respiratória.
- A etapa inicial da reanimação inclui:
  - Controle da via aérea
  - Oferta de oxigênio
  - Expansão volêmica
  - A endoscopia digestiva deve ser realizada após o controle hemodinâmico. Excepcionalmente, poderá ser realizada na sala de admissão ou na Terapia Intensiva se não houver melhora das condições clínicas
  - Terapêutica medicamentosa
    - Doença péptica: bloqueador de bomba de prótons ou de receptor H_2
    - Varizes de esôfago: vasopressina e análogos ou somatostatina e análogos

Conduta na Úlcera Péptica Hemorrágica

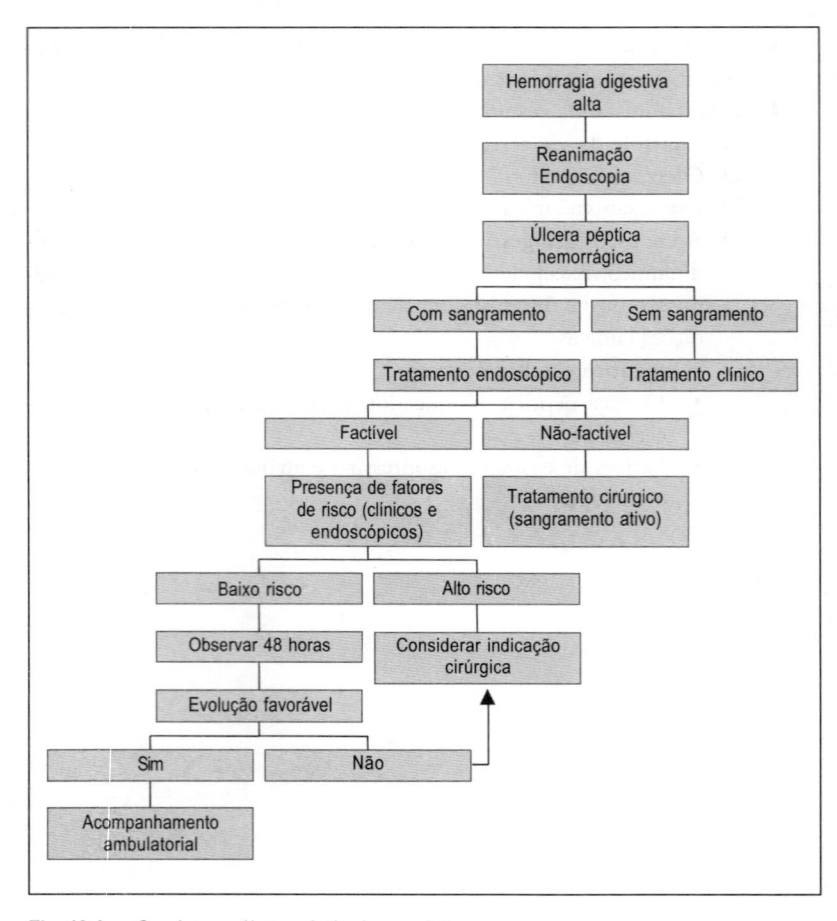

```
Hemorragia digestiva alta
        │
Reanimação Endoscopia
        │
Úlcera péptica hemorrágica
    ┌───┴───┐
Com sangramento    Sem sangramento
    │                   │
Tratamento endoscópico  Tratamento clínico
    ├─────────┐
Factível   Não-factível
    │           │
Presença de fatores   Tratamento cirúrgico
de risco (clínicos e   (sangramento ativo)
endoscópicos)
    ├──────┐
Baixo risco   Alto risco
    │           │
Observar 48 horas   Considerar indicação cirúrgica
    │
Evolução favorável
    ├──────┐
   Sim     Não
    │
Acompanhamento ambulatorial
```

Fig. 13.1 — *Conduta na úlcera péptica hemorrágica.*

Conduta nas Varizes de Esôfago em Pacientes com Cirrose

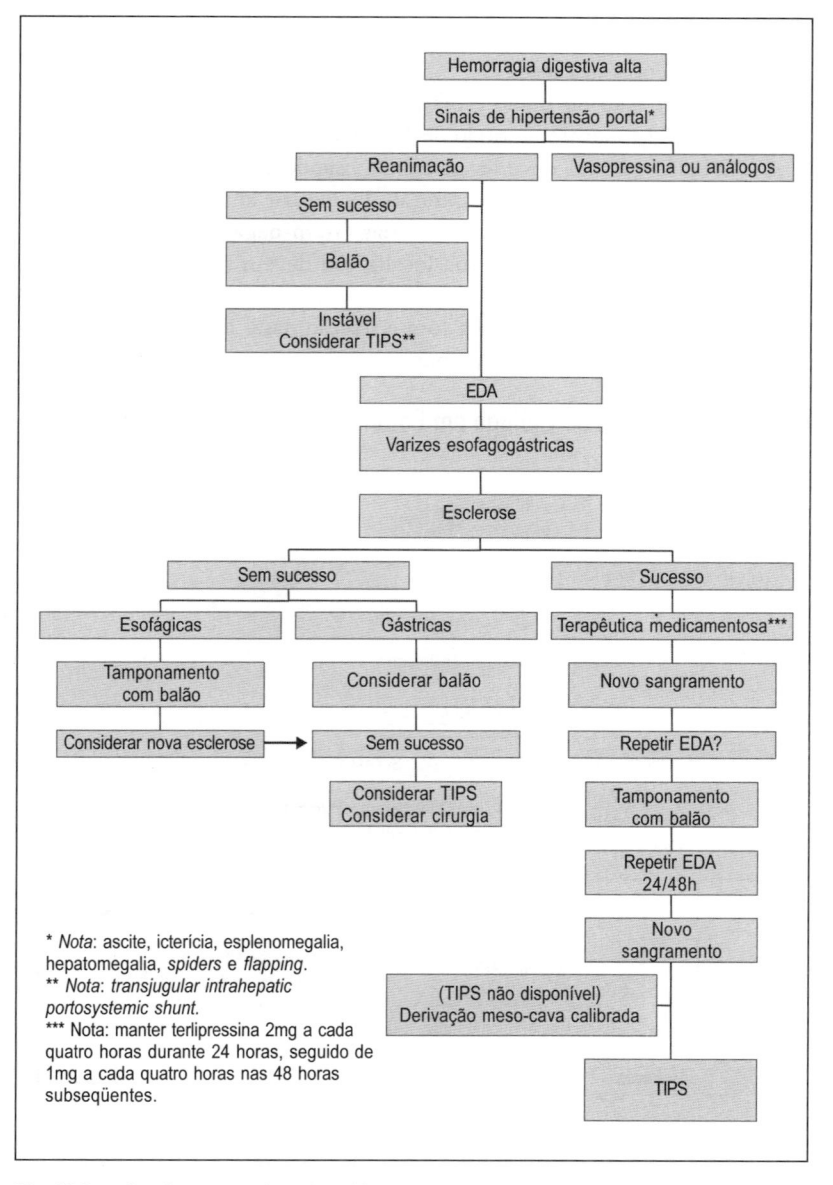

```
Hemorragia digestiva alta
    │
Sinais de hipertensão portal*
    ├──────────────────────────┐
Reanimação              Vasopressina ou análogos
    │
Sem sucesso
    │
  Balão
    │
Instável
Considerar TIPS**
    │
   EDA
    │
Varizes esofagogástricas
    │
  Esclerose
    ├─────────────────────────────┐
Sem sucesso                    Sucesso
  ├──────────┐                    │
Esofágicas  Gástricas      Terapêutica medicamentosa***
   │           │                  │
Tamponamento  Considerar balão   Novo sangramento
com balão      │                  │
   │        Sem sucesso        Repetir EDA?
Considerar → Considerar TIPS   Tamponamento
nova         Considerar cirurgia com balão
esclerose                          │
                               Repetir EDA 24/48h
                                   │
                               Novo sangramento
                                   │
                          (TIPS não disponível)
                          Derivação meso-cava calibrada
                                   │
                                 TIPS
```

* Nota: ascite, icterícia, esplenomegalia, hepatomegalia, *spiders* e *flapping*.
** Nota: *transjugular intrahepatic portosystemic shunt*.
*** Nota: manter terlipressina 2mg a cada quatro horas durante 24 horas, seguido de 1mg a cada quatro horas nas 48 horas subseqüentes.

Fig. 13.2 — *Conduta nas varizes de esôfago em pacientes com cirrose.*

Cuidados com o Balão de Sengstaken-Blakemore

- Deve-se obter o controle da via aérea antes da passagem do balão nos doentes instáveis.
- A insuflação do balão esofágico deve ser feita, no máximo, com 40mmHg, por um período de 12 horas.
- O balão gástrico deve ser insuflado visando à ancoragem do mesmo.
- Em virtude do risco de aspiração, introduzir antibioticoterapia profilática com espectro para bactérias Gram-negativas e anaeróbicas.
- A passagem do balão e sua localização devem ser controladas com Rx de tórax.
- Deve-se tomar precauções com a fixação nasal do balão, pela possibilidade de lesão da asa do nariz.

Conduta nas Varizes de Esôfago em Pacientes com Esquistossomose

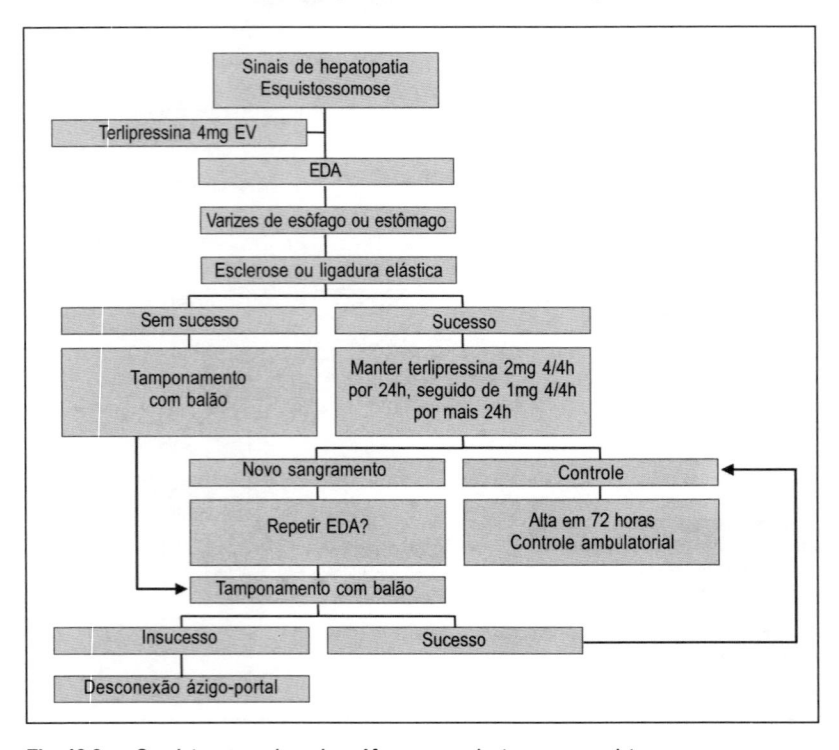

Fig. 13.3 — *Conduta nas varizes de esôfago em pacientes com esquistossomose.*

Conduta na Hemorragia Digestiva — Miscelânea

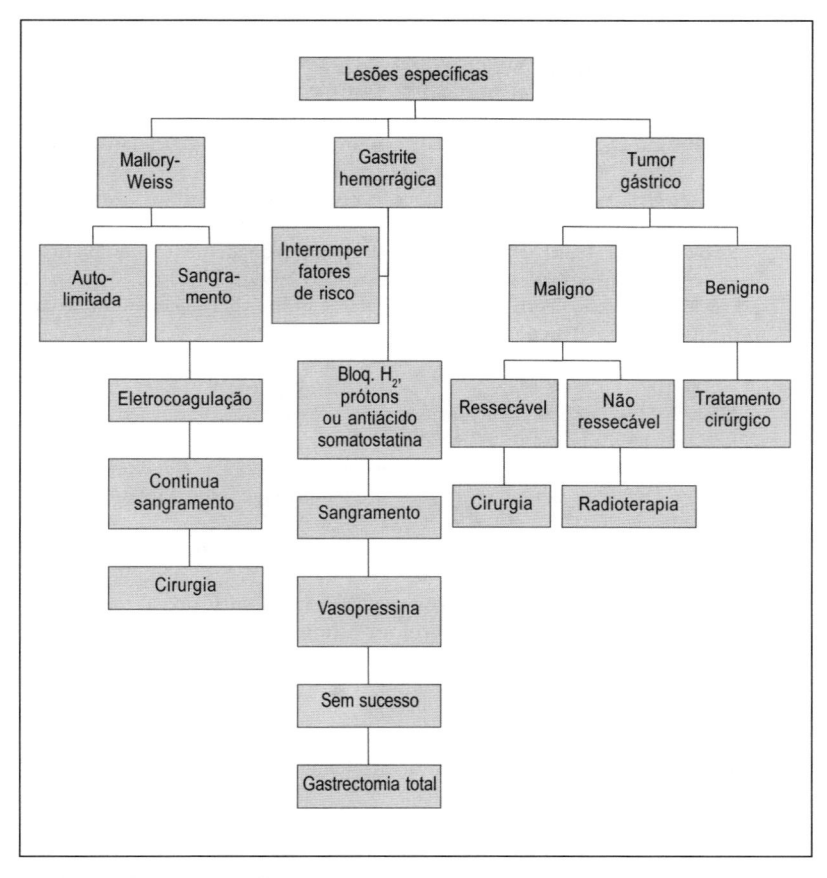

Fig. 13.4 — *Conduta na hemorragia digestiva — miscelânea.*

Referências Bibliográficas

1. Arlt GD. Incidence and pathophysiology of peptic ulcer bleeding. Langenbeck's Arch of Surgery 2001; 386:75-81.
2. Berenholtz S. Management of upper gastrointestinal hemorrhage. Resident Reporter 1999; 4:112-8.
3. Friedman LS, Martin P. The problem of gastrointestinal bleeding. Gastroenterol Clin North Am 1993; 22:717-21.
4. Gilbert DA. Epidemiology of upper gastrointestinal bleeding. Gastrointest Endosc 1990; 36(Suppl 5):S8-S13.
5. Kankaria AG, Fleischer DE. The critical care management of nonvariceal upper gastrointestinal bleeding. Crit Care Clin 1995; 11:347-68.
6. Lin HJ, Wang K, Perng CL et al. Heater probe thermocoagulation and multipolar electrocoagulation for arrest of peptic ulcer bleeding: A prospective, randomized comparative trial. J Clin Gastroenterol 1995; 21:99-102.
7. Nietsch HH. Management of nonvariceal upper gastrointestinal bleeding. Resident Reporter 2000; 5:38-42.
8. Palmer KR. Ulcers and nonvariceal bleeding. Endoscopy 2000; 32(2):118-23.
9. Rockey DC. Gastroesophageal Variceal Hemorrhage. New England Journal of Medicine 2001; 345 (9):669-81.
10. Shafi MA. Risk factors of acute ulcer bleeding. HepatoGastroenterology 1999; 46:727-31.
11. Straus WL. Gastrointestinal toxicity associated with nonsteroidal anti-inflamatory drugs.Gastroenterology Clinics of North America 2001; 30(4):895-917.
12. Nietsch HH. Management of nonvariceal upper gastrointestinal bleeding. Resident Reporter 2000; 5:38-42.
13. Palmer KR. Ulcers and nonvariceal bleeding. Endoscopy 2000; 32(2):118-23.
14. Rockey DC,Gastroesophageal Variceal Hemorrhage. New England Journal of Medicine 2001; 345(9):669-81.
15. Shafi MA. Risk factors of acute ulcer bleeding. HepatoGastroenterology 1999; 46:727-31.
16. Silverstein FE, Gilbert DA, Tedesco FJ et al: The National ASGE Survey on Upper Gastrointestinal Bleeding: II. Clinical prognostic factors. Gastrointest Endosc 1981; 27:80-93.
17. Straus WL. Gastrointestinal toxicity associated with nonsteroidal anti-inflamatory drugs. Gastroentero. Clin. North America 2001; 30(4):895-917.

14 Hemorragia Digestiva Baixa

Introdução

- Sangramento originado de qualquer ponto do tubo digestivo localizado abaixo do ângulo de Treitz.
- Em 10 a 15% não se identifica a origem do sangramento.
- Em 70 a 85% dos casos o sangramento cessa espontaneamente.

Formas de Apresentação Clínica

- Enterorragia.
- Melena.
- Sangramento às evacuações.

Etiologia

Causas Comuns

Colorretal (50 a 75%)

- Ectasias vasculares.
- Doença diverticular.
- Neoplasias.

- Doenças inflamatórias.
- Hemorróidas.

Intestino Delgado (10 A 25%)

- Divertículo de Meckel.
- Vasculites.
- Moléstia inflamatória e infecciosa.
- Neoplasias.

Gastroduodenal (10 a 15%)

- Úlcera péptica.
- Gastrite.

Causas Incomuns

- Coagulopatias.
- Empalamento.
- Endometriose.
- Enterocolites infecciosas.
- Fístula aortoentérica.
- Hipertensão portal.
- Iatrogenias.
- Intussuscepção.
- Isquemia mesentérica.
- Lesões actínicas.

Causas de Acordo com Faixa Etária

- Acima de 60 anos
  - ❏ Ectasias vasculares
  - ❏ Doença diverticular
- Abaixo de 60 anos
  - ❏ Doença diverticular
  - ❏ Doença inflamatória
  - ❏ Neoplasia
- Adolescentes e adultos jovens
  - ❏ Divertículo de Meckel

- Doença inflamatória intestinal
- Pólipos

Diagnóstico e Avaliação Inicial

Paciente Hemodinamicamente Estável

```
Enterorragia
    │
Hemodinamicamente estável
    │
   Sim
    │
História
Exame físico
Exame proctológico
    │
Causa proctológica evidente
   ┌────┴────┐
  Sim        Não
   │          │
Tratamento   Endoscopia digestiva alta
local             │
(específico)   ┌──┴──────────┐
          Conclusiva    Achado que não justifica
               │          o sangramento
         Tratamento            │
         específico         Colonoscopia
                         ┌──────┴──────┐
                    Conclusiva    Inconclusiva
                         │             │
                    Tratamento    Sangramento persistente
                    específico         │
                                  Mapeamento c/ tecnécio
                                       │
                                  Localização provável
                                       │
                                  Investigação diagnóstica
                                  com arteriografia
```

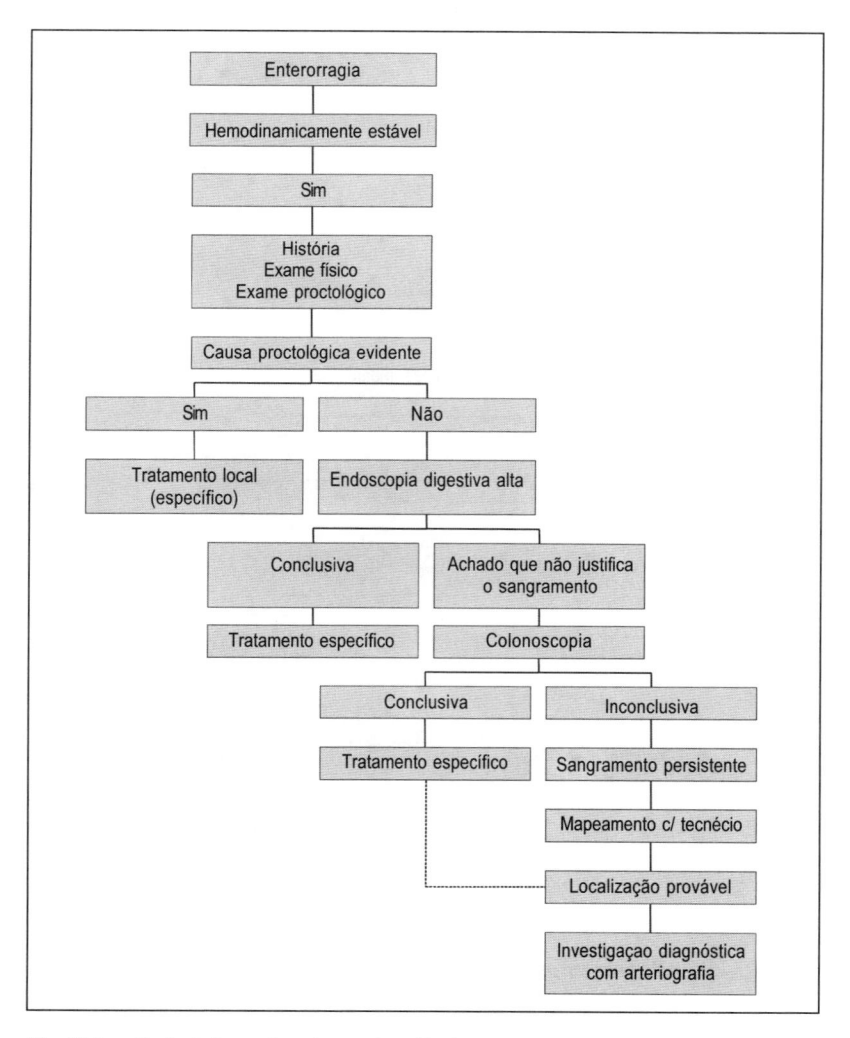

Fig. 14.1 — *Paciente hemodinamicamente estável.*

Paciente Hemodinamicamente Instável

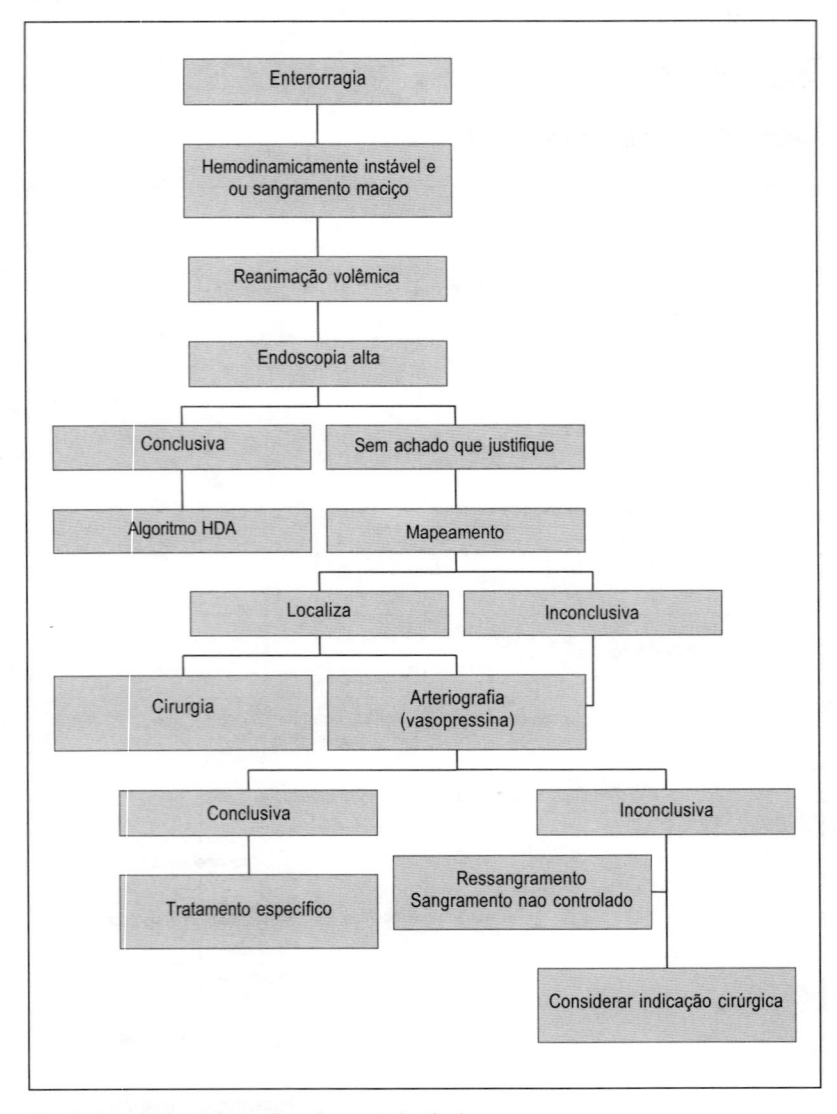

```
                    Enterorragia
                         |
          Hemodinamicamente instável e
            ou sangramento maciço
                         |
                Reanimação volêmica
                         |
                  Endoscopia alta
                    /         \
            Conclusiva      Sem achado que justifique
                |                    |
          Algoritmo HDA          Mapeamento
                                /          \
                          Localiza      Inconclusiva
                          /     \            |
                    Cirurgia   Arteriografia
                               (vasopressina)
                                /         \
                          Conclusiva    Inconclusiva
                              |              |
                      Tratamento      Ressangramento
                      específico    Sangramento nao controlado
                                           |
                                    Considerar indicação cirúrgica
```

Fig. 14.2 — *Paciente hemodinamicamente instável.*

Colonoscopia

- Permite o diagnóstico específico e tratamento em casos selecionados (por exemplo, polipectomia).
- Eficaz quando não há sangramento ativo significativo.
- Complicações: perfuração.

Cintilografia com Hemácias Marcadas com Tecnécio

- Pode localizar o sangramento em casos em que o volume seja superior a 0,1mL/minuto.
- É um método não invasivo.
- Precisão do método varia de 30 a 90%.

Arteriografia

- Permite a localização mais precisa do sangramento.
- A positividade depende de perda sangüínea acima de 1mL/minuto.
- Possibilidade de infusão de vasopressina
  - Eficaz em 80% dos casos
  - 50% voltam a sangrar
- Possibilidade de embolização das lesões.

Conduta Intra-Operatória

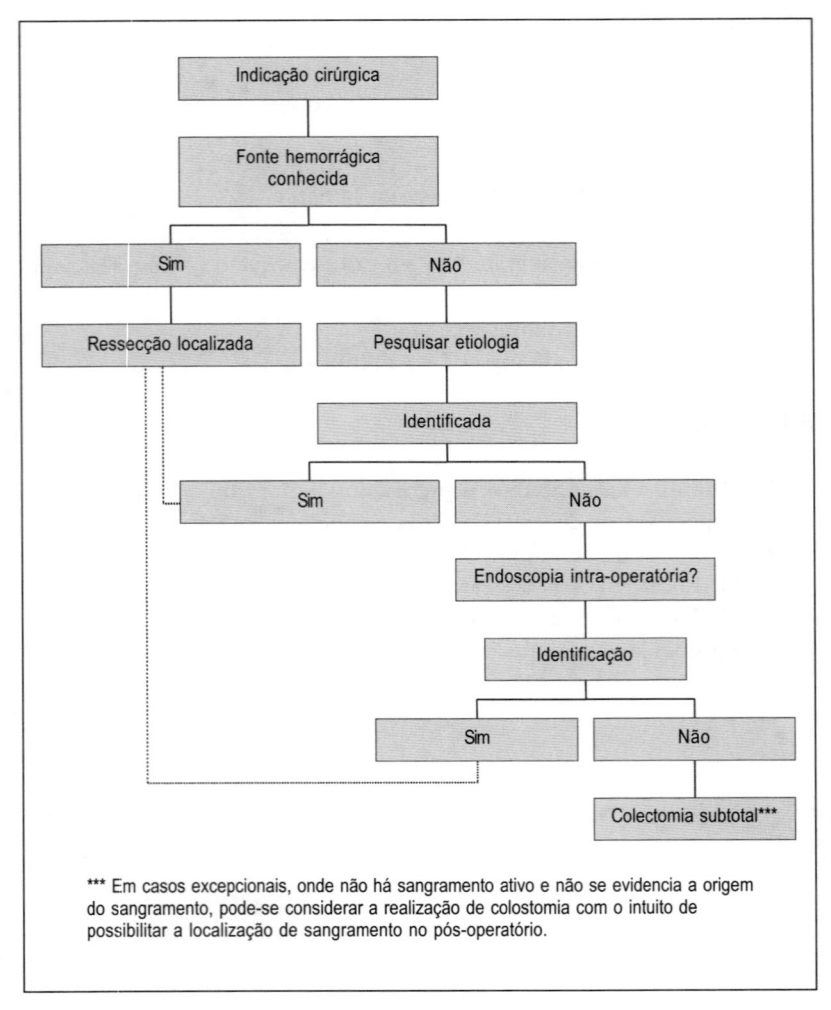

```
                    Indicação cirúrgica
                            |
                   Fonte hemorrágica
                       conhecida
                    /            \
                  Sim             Não
                   |               |
         Ressecção localizada   Pesquisar etiologia
                                      |
                                 Identificada
                                  /        \
                                Sim         Não
                                             |
                                  Endoscopia intra-operatória?
                                             |
                                       Identificação
                                        /         \
                                      Sim         Não
                                                   |
                                          Colectomia subtotal***
```

*** Em casos excepcionais, onde não há sangramento ativo e não se evidencia a origem do sangramento, pode-se considerar a realização de colostomia com o intuito de possibilitar a localização de sangramento no pós-operatório.

Fig. 14.3 — *Conduta intra-operatória.*

Referências Bibliográficas

1. Beejay U, Marcon NE. Endoscopic treatment of lower gastrointestinal bleeding. Curr. Op. Gastroenterol. 2002; 18(1):87-93.
2. Bramely P, Masson J, McKnight G et al. The role of an open-access bleeding unit in the management of colonic hemorrhage. A 2 year prospective study. Scand. J. Gastroenterol. 1996; 31:764-9.
3. DeBarros J. Rosas L. Cohen J. Vignati P. Sardella W. Hallisey M. The Changing Paradigm for the Treatment of Colonic Hemorrhage: Superselective Angiographic Embolization. Dis. Colon Rectum. 2002; 45(6):802-8.
4. Emslie JT, Zarnegar K, Siegel ME. Technetium-99m-labeled red blood cell scans in the investigation of gastrointestinal bleeding. Dis. Colon Rectum 1996; 39(7):750-4.
5. Jensen DM, Machicado GA, Jutabha R et al. Urgent colonoscopy for the diagnosis and treatment of severe diverticular hemorrhage. N. Engl. J. Med. 2000; 342:78-82.
6. Peura DA, Lanza FL, Gostout CJ et al. The American College of Gastroenterology Bleeding Registry: preliminary findings. Am J Gastroenterol 1997; 92:924-8.
7. Rossini FP, Ferrari A, Spandre M et al. Emergency colonoscopy. World J Surg 1989, 13:190-3.
8. Vernava AM, Moore BA, Longo WE et al. Lower gastrointestinal bleeding. Dis Colon Rectum 1997; 40:846-51.
9. Zuccaro G Jr. Management of the adult patient with acute lower gastrointestinal bleeding. American College of Gastroenterology. Practice Parameters Committee. Am. J. Gastroenterol. 1998; 93:1202-10.

15
Apendicite Aguda

Classificação

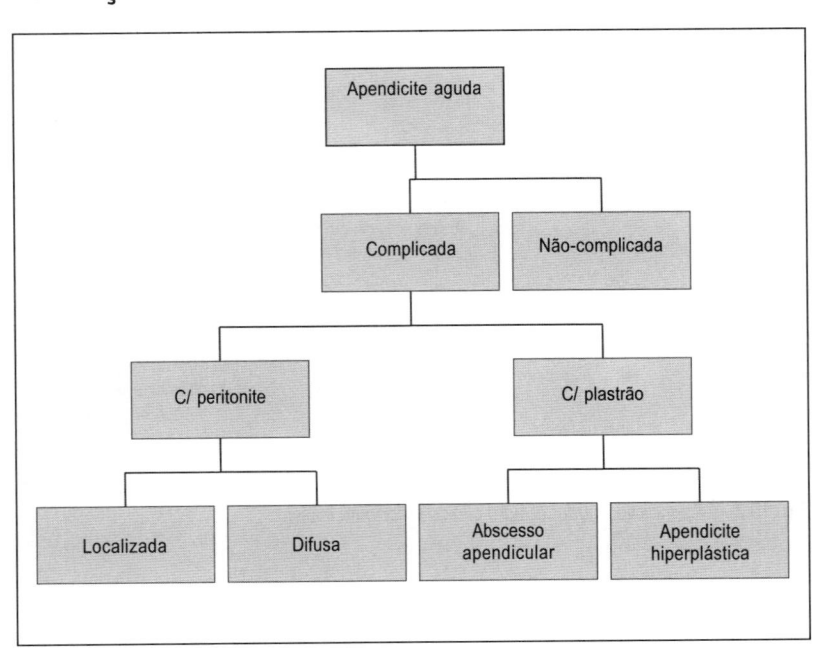

```
                    Apendicite aguda
                           |
              ┌────────────┴────────────┐
          Complicada                Não-complicada
              |
      ┌───────┴───────┐
  C/ peritonite    C/ plastrão
      |                |
  ┌───┴───┐       ┌────┴────┐
Localizada Difusa Abscesso  Apendicite
                  apendicular hiperplástica
```

Fig. 15.1 — *Apendicite aguda: classificação.*

Quadro Clínico e Conduta Inicial

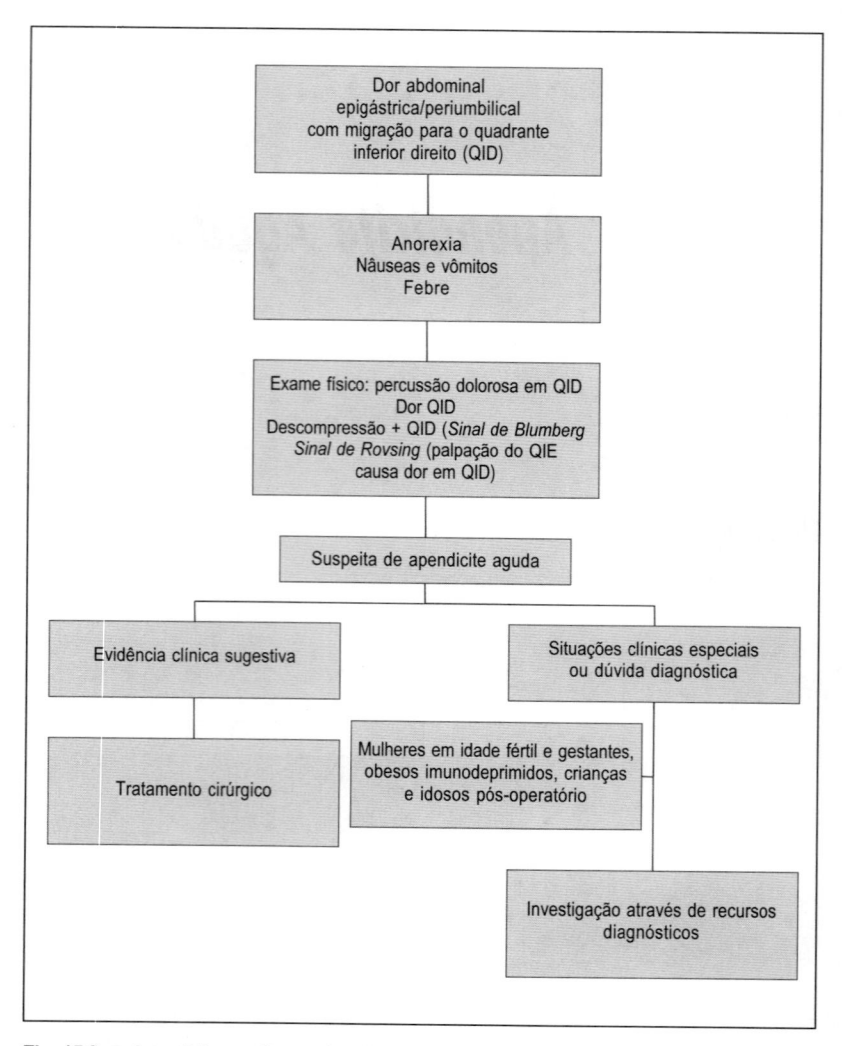

```
Dor abdominal epigástrica/periumbilical
com migração para o quadrante
inferior direito (QID)
          │
          ▼
Anorexia
Náuseas e vômitos
Febre
          │
          ▼
Exame físico: percussão dolorosa em QID
Dor QID
Descompressão + QID (Sinal de Blumberg
Sinal de Rovsing (palpação do QIE
causa dor em QID)
          │
          ▼
Suspeita de apendicite aguda
      ┌───┴───┐
      ▼       ▼
Evidência    Situações clínicas especiais
clínica      ou dúvida diagnóstica
sugestiva
   │            │
   ▼            ▼
Tratamento   Mulheres em idade fértil e gestantes,
cirúrgico    obesos imunodeprimidos, crianças
             e idosos pós-operatório
                       │
                       ▼
             Investigação através de recursos
             diagnósticos
```

Fig. 15.2 — *Apendicite aguda: quadro clínico e conduta inicial.*

Situações Especiais

**Tabela 15.1
Situações Especiais**

Tipo de situação	Particularidades
Apêndice retrocecal	Dor lombar / lateral, história "arrastada"
Apêndice pélvico	Disúria, sintomas ginecológicos, tenesmo
Gravidez	Apêndice deslocado para cima e para o lado
Situs inversus totalis	Exame físico "invertido"
Grande obeso	Palpação difícil, ultra-som inconclusivo
Idoso	Pouca dor, febre baixa, resposta leucocitária mínima, doenças concomitantes
Criança	Contato difícil/diagnóstico diferencial com adenite mesentérica
Doente imunodeprimido	Diagnóstico diferencial com tuberculose, citomegalovirose e gastroenterocolite
Pós-operatório de cirurgias	"Pensar" na possibilidade de apendicite aguda abdominais

Nota: Estas situações especiais costumam gerar dúvidas na avaliação clínica e geralmente indicam a necessidade da realização de exames subsidiários para elucidação diagnóstica.

Principais Diagnósticos Diferenciais

- Cistite.
- Colecistite aguda.
- Cólica renal.
- Doença de Crohn.
- Doença inflamatória pélvica.
- Endometriose.
- Gastroenterocolite aguda.
- Linfadenite mesentérica.
- *Mittelschmerz* (dor do meio).
- Pancreatite aguda.

- Pielonefrite aguda.
- Prenhez ectópica.
- Psoíte.
- Rotura de folículo/cisto ovariano.
- Úlcera péptica perfurada.
- Torção de cisto de ovário.

Sinais Radiológicos

- Borramento da gordura do peritônio parietal direito.
- Escoliose destro côncava.
- Borramento da borda do músculo psoas direito.
- Maior densidade dos tecidos no Q.I.D.
- Deformidade da sombra gasosa cecal.
- Alça sentinela no Q.I.D.
- Níveis líquidos no Q.I.D.
- Fecalito no Q.I.D.
- Apêndice visível com gás.
- Pneumoperitônio.

Sinais Ultra-sonográficos

- Apêndice
  - Com diâmetro transverso ≥ 6mm
  - Com espessura da parede ≥ 2mm
  - Não compressível
  - Distendido e sem peristaltismo
  - Líquido livre no Q.I.D.
- Presença de fecalito.
- Abscesso ou flegmão apendicular.
- Descompressão dolorosa.

Sinais Tomográficos

- Apêndice
  - Diâmetro transverso ≥ 6mm
  - Espessura da parede ≥ 2mm
- Borramento da gordura pericecal.
- Líquido pericecal.

- Flegmão ou abscesso pericecal.
- Não contrastação do apêndice.
- Fecalito.

*** Obs.: utiliza-se, preferencialmente, apenas contraste via retal.

Diagnóstico e Conduta

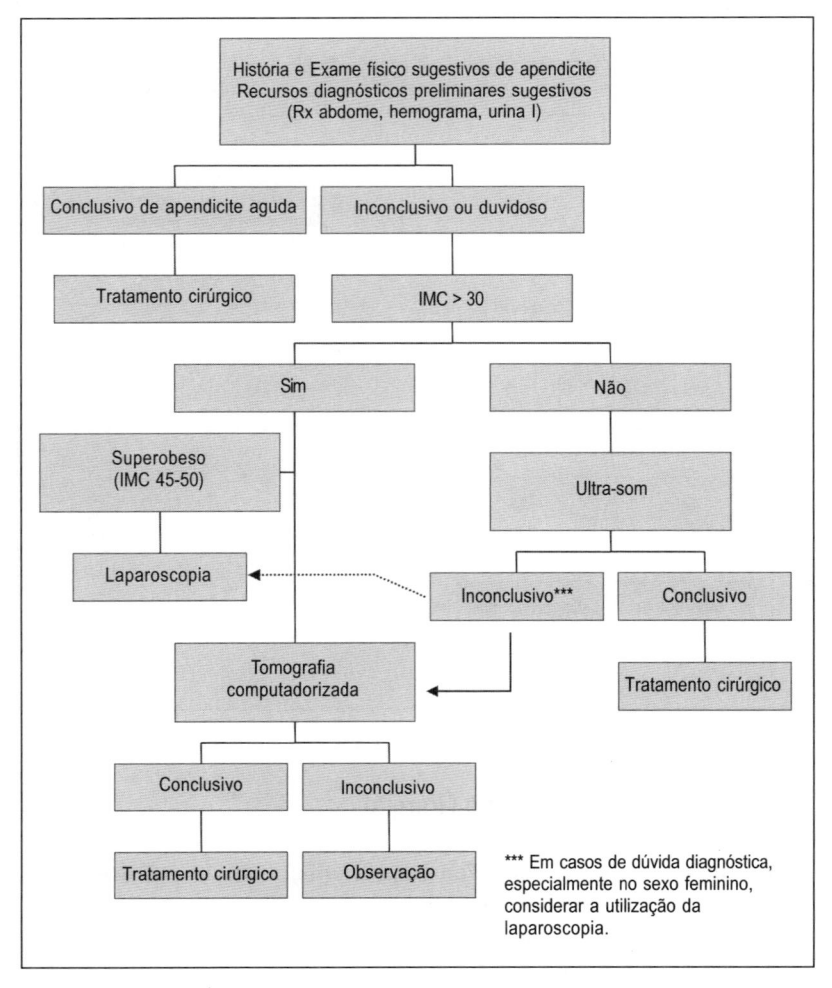

```
História e Exame físico sugestivos de apendicite
Recursos diagnósticos preliminares sugestivos
(Rx abdome, hemograma, urina I)
        │
   ┌────┴────┐
Conclusivo de apendicite aguda    Inconclusivo ou duvidoso
        │                                    │
Tratamento cirúrgico                    IMC > 30
                                    ┌────┴────┐
                                   Sim       Não
                                    │         │
                          Superobeso         Ultra-som
                          (IMC 45-50)            │
                                    │    ┌──────┴──────┐
                          Laparoscopia  Inconclusivo***  Conclusivo
                                    │         │              │
                          Tomografia computadorizada    Tratamento cirúrgico
                            ┌───────┴───────┐
                        Conclusivo      Inconclusivo
                            │                │
                  Tratamento cirúrgico    Observação
```

*** Em casos de dúvida diagnóstica, especialmente no sexo feminino, considerar a utilização da laparoscopia.

Fig. 15.3 — *Sinais tomográficos: diagnóstico e conduta.*

Tratamento Cirúrgico

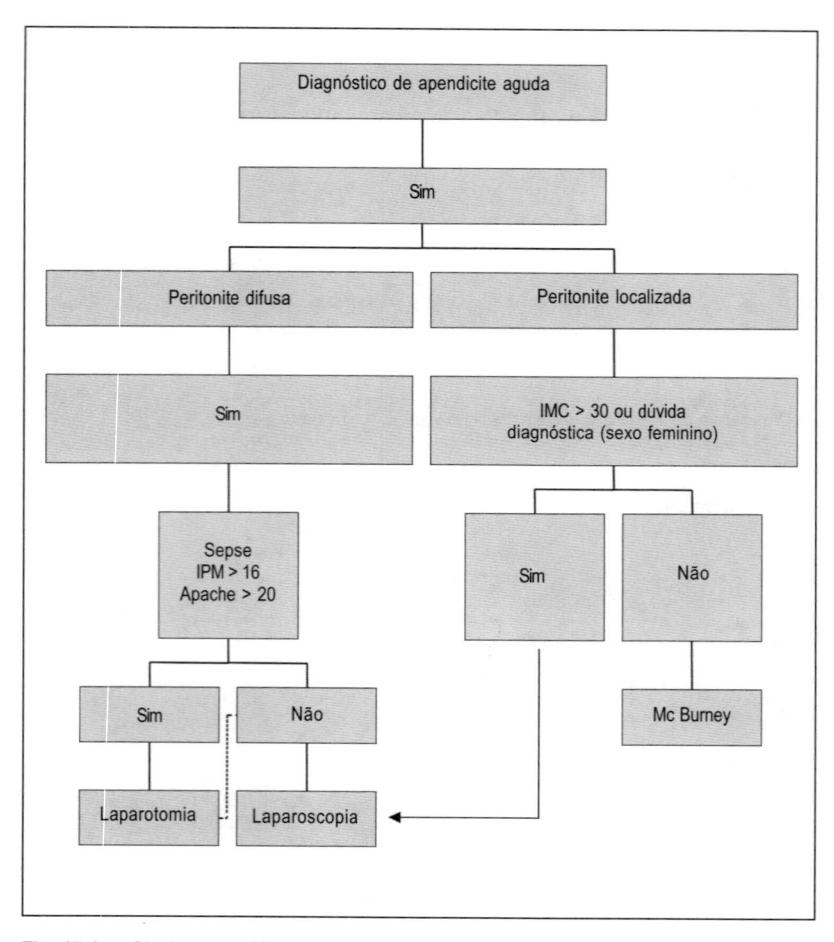

```
                    Diagnóstico de apendicite aguda
                                │
                               Sim
                    ┌───────────┴───────────┐
             Peritonite difusa       Peritonite localizada
                    │                       │
                   Sim              IMC > 30 ou dúvida
                    │               diagnóstica (sexo feminino)
                 Sepse                      │
                IPM > 16              ┌─────┴─────┐
               Apache > 20           Sim         Não
             ┌─────┴─────┐            │           │
            Sim         Não           │       Mc Burney
             │           │            │
        Laparotomia  Laparoscopia ◄───┘
```

Fig. 15.4 — *Sinais tomográficos: tratamento cirúrgico.*

Preceitos Técnicos do Tratamento Cirúrgico

- Incisão de Mc Burney e/ou laparoscopia: realizar apendicectomia, mesmo em apêndices normais.
- Limpeza mecânica da goteira parietocólica direita, fundo de saco e região cecal.
- Drenagem: apenas nos casos de abscesso.

- Drenagem da cavidade: exteriorização do dreno por contra-abertura.
- Limpeza mecânica com soro fisiológico dos diversos planos da parede abdominal suturados.
- Fechamento primário da incisão.

Apendicite Hiperplástica

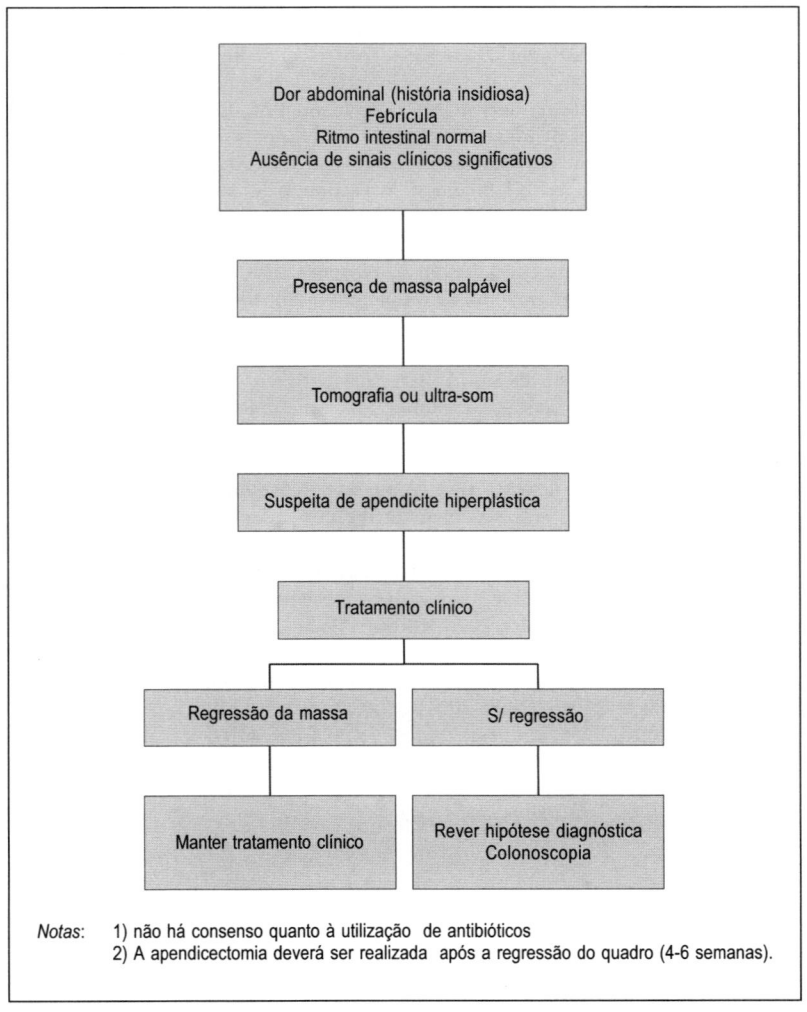

```
Dor abdominal (história insidiosa)
Febrícula
Ritmo intestinal normal
Ausência de sinais clínicos significativos
              │
   Presença de massa palpável
              │
      Tomografia ou ultra-som
              │
   Suspeita de apendicite hiperplástica
              │
         Tratamento clínico
           ┌──┴──┐
   Regressão da massa    S/ regressão
           │                  │
  Manter tratamento clínico   Rever hipótese diagnóstica
                              Colonoscopia
```

Notas: 1) não há consenso quanto à utilização de antibióticos
2) A apendicectomia deverá ser realizada após a regressão do quadro (4-6 semanas).

Fig. 15.5 — *Apendicite hiperplástica.*

Referências Bibliográficas

1. Bleuer JP, Toenz M, Aebi C, Peters N, Minder CE, Schoep M, Grossenbacher F, Egger M. Antibiotic regimens and dosages for appendectomy. Cochrane Library n. 4, 2001.
2. Brooks DW, Killen DA: Roentgenographic findings in acute appendicitis. Surgery 1965, 57:377.
3. Center for Reviews and Dissemination Reviewers. Ultrasonography to evaluate adults for appendicitis: decision making based on meta-analysis and probabilistic reasoning. Database of Abstracts of Reviews of Effectiveness, 1: 2001.
4. Douglas CD, Macpherson NE, Davidson PM, Gani JS. Randomised controlled trial of ultrasonography in diagnosis of acute appendicitis, incorporating the Alvarado score. Brit. Med. J. 2000; 321:919-32
5. Garbutt JM, Soper NJ, Shannon WD, Botero A. and Littenberg B. Meta-analysis of randomized controlled traials comparing laparoscopic and open appendectomy. Surg Laparosc Endosc 1999; 9(1):17-26.
6. Horton M, Counter S, Steven F, Florence MG. A prospective trial of computed tomography and ultrasonography for diagnosing appendicitis in the atypical patient. Am J Surg 2000; 179(5):379-81.
7. Jones PF. Suspected acute appendicitis: trends in management over 30 years. Brit. J. Surg. 2001; 88(12):1570-7.
8. Pickuth D, Heywang-Köbrunner SH, Spielmann RP. Suspected acute appendicitis: is ultrasonography or computed tomography the preferred imaging technique? Eur J Surg 2000; 166:315-9.
9. Rao P, Rhea JT, Rattner DW, Venus LG, Novelline RA. Introduction of appendiceal CT: Impact on negative appendectomy and appendiceal perforation rates. Ann. Surg. 1999; 229(3):344-9.
10. Walker S, Haun W, Clark J, McMillin K, Zeren F, Gilliand T. The value of limited computed tomography with rectal contrast in the diagnosis os acute appendicitis. Am J Surg 2000; 180(6):450-5.
11. Wilson EB, Cole JC, Nipper ML, Cooney D, Rand Smith RW. Computed tomography and ultrasonography in the diagnosis of appendicitis: when are they indicated? Arch Surg 2001; 136(6):670-5.
12. Wullstein C, Barkhausen S and Gross E. Results of laparoscopic vs. conventional appendectomy in complicated appendicitis. Dis Colon Rectum 2001;44(11):1700-5.

16 Doenças Inflamatórias Intestinais

Introdução

- As doenças inflamatórias intestinais (DII) são geralmente de caráter crônico, com manifestações sistêmicas clássicas, tais como febre, fadiga, perda de peso, diarréia mucossanguinolenta e manifestações extra-intestinais. Entretanto, estes pacientes podem apresentar quadros abdominais agudos, manifestos através de perfuração, obstrução intestinal, hemorragia digestiva ou abscesso intracavitário.

Colite Ulcerativa

Definição

- Inflamação mucosa crônica, acometendo quase que universalmente o reto, com extensão proximal variável, com processo inflamatório limitado à mucosa ou à lâmina própria.

Quadro Clínico

- Diarréia sanguinolenta.
- Tenesmo.

- Dor abdominal.
- Secreção retal mucóide.

Doença de Crohn

Definição

- Processo inflamatório transmural e segmentar que pode acometer qualquer segmento do tubo digestivo, mais comumente o íleo e o cólon direito.

Quadro Clínico

- Manifestações clínicas variadas.
- Dor abdominal (pode ser a 1ª manifestação da doença).
- Diarréia.
- Fístulas perineais e perianais.

Complicações Abdominais Agudas nas Doenças Inflamatórias Intestinais*

- Colite fulminante.
- Megacólon tóxico.
- Perfuração.
- Hemorragia.

Colite Fulminante

- Forma grave de colite ulcerativa, acometendo 5 a 15% dos pacientes, podendo também complicar a doença de Crohn (1,2%).
- Manifestação inicial da doença em 1/3 dos casos.
- Freqüentemente associada à doença colônica universal.
- Mortalidade ao redor de 10%.

---

* Comum a ambas as DII.

Quadro Clínico

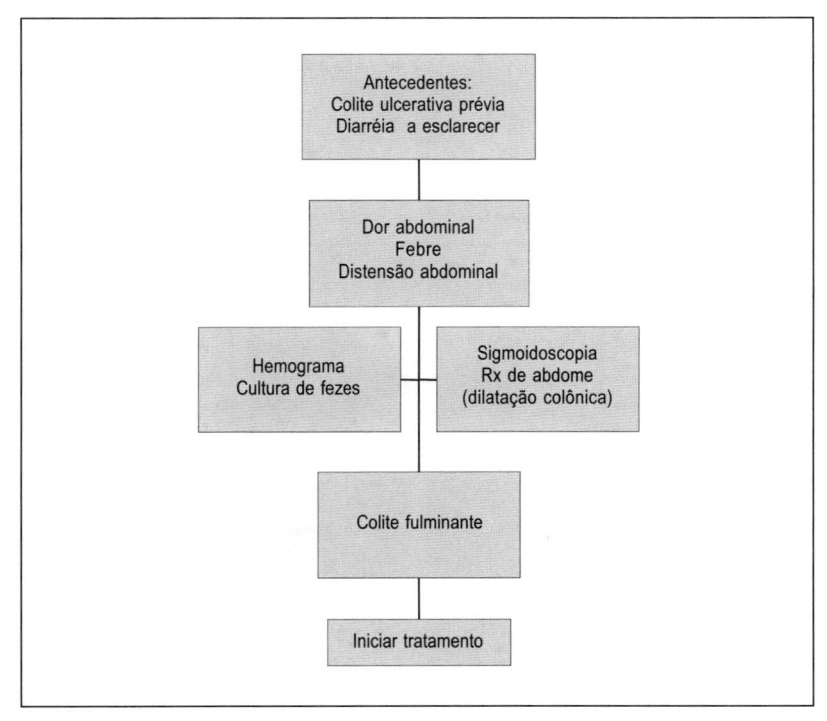

```
Antecedentes:
Colite ulcerativa prévia
Diarréia a esclarecer
        │
Dor abdominal
Febre
Distensão abdominal
        │
┌───────┴───────┐
Hemograma      Sigmoidoscopia
Cultura de fezes   Rx de abdome
               (dilatação colônica)
└───────┬───────┘
   Colite fulminante
        │
   Iniciar tratamento
```

Fig. 16.1 — *Colite fulminante: quadro clínico.*

Conduta

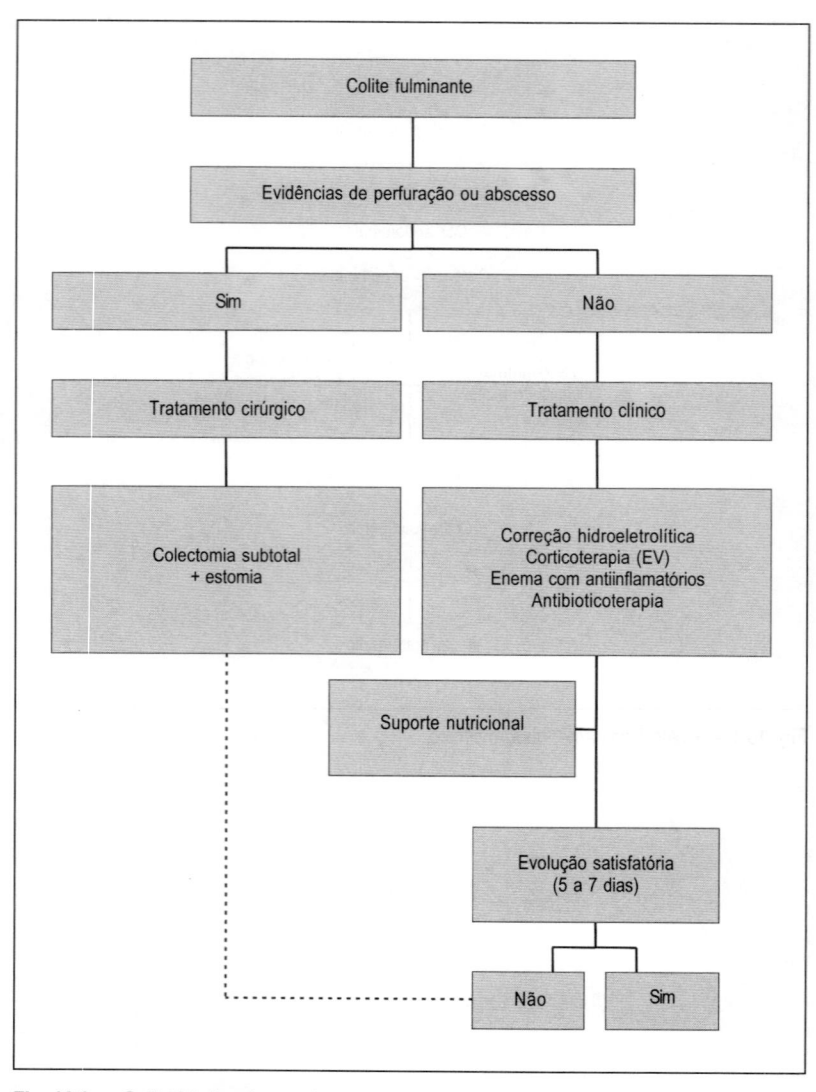

```
                    Colite fulminante
                           │
           Evidências de perfuração ou abscesso
                    ┌──────┴──────┐
                   Sim            Não
                    │              │
           Tratamento cirúrgico   Tratamento clínico
                    │              │
           Colectomia subtotal    Correção hidroeletrolítica
             + estomia            Corticoterapia (EV)
                                  Enema com antiinflamatórios
                                  Antibioticoterapia
                                   │
                           Suporte nutricional
                                   │
                           Evolução satisfatória
                              (5 a 7 dias)
                              ┌────┴────┐
                             Não       Sim
```

Fig. 16.2 — *Colite fulminante: conduta.*

Megacólon Tóxico

- Dilatação persistente do cólon na vigência de colite fulminante.
- Pode acometer o portador de ambas as doenças.
- Pode ser a 1ª manifestação da doença.
- Eventos desencadeantes
  - ❏ Colonoscopia ou enema baritado recentes
  - ❏ Hipocalemia
  - ❏ Uso de opiáceos

Quadro Clínico e Conduta

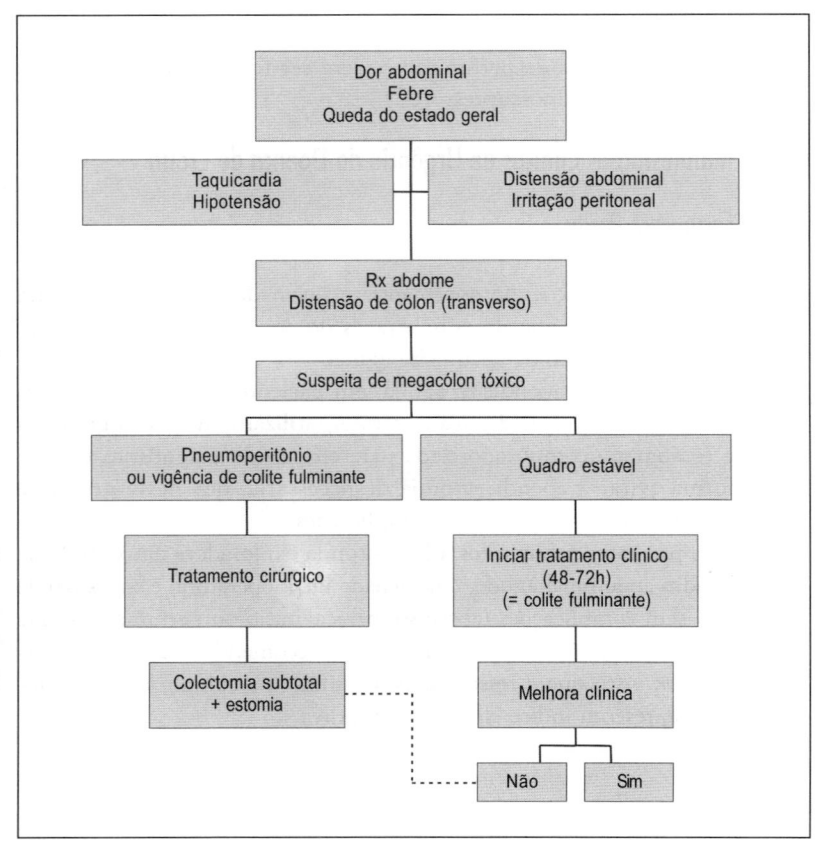

```
                    Dor abdominal
                        Febre
                  Queda do estado geral
                            |
        ┌───────────────────┼───────────────────┐
    Taquicardia                         Distensão abdominal
    Hipotensão                          Irritação peritoneal
                            |
                       Rx abdome
                 Distensão de cólon (transverso)
                            |
                  Suspeita de megacólon tóxico
                            |
        ┌───────────────────┴───────────────────┐
    Pneumoperitônio                        Quadro estável
  ou vigência de colite fulminante              |
            |                        Iniciar tratamento clínico
    Tratamento cirúrgico                    (48-72h)
            |                          (= colite fulminante)
    Colectomia subtotal                        |
        + estomia       ┄┄┄┄┄┄┄┄         Melhora clínica
                                              ┌──┴──┐
                        ┄┄┄┄┄┄┄┄┄┄┄┄┄┄ Não    Sim
```

Fig. 16.3 — *Megacólon tóxico: quadro clínico e conduta.*

Perfuração Intestinal

- Pode ocorrer após quadro de colite fulminante ou de megacólon tóxico.
- A perfuração livre é rara na doença de Crohn, em geral está associada a abscesso intracavitário ou fístulas.
  - Íleo terminal é o local mais comum,
  - Na vigência de perfuração recomenda-se a ressecção com anastomose primária (índice de peritonite de Mannheim abaixo de 16) ou sem anastomose (IPM maior que 16 ou índice de Apache maior que 20).
  - Sempre que possível, optar por ressecção intestinal limitada à área de perfuração.
- Os sinais típicos de perfuração podem ser mascarados pelo uso de esteróides e imunossupressores.

Outras Manifestações Clínicas de Urgência da Doença de Crohn

Dor em Fossa Ilíaca Direita

Além das manifestações anteriormente mencionadas, a doença de Crohn pode se manifestar inicialmente através de dor abdominal aguda que simula quadro clínico de apendicite aguda.

- Na suspeita de apendicite aguda, em pacientes portadores ou com história sugestiva de doença de Crohn, utilizar a ultra-sonografia ou a tomografia computadorizada para elucidação diagnóstica e desta forma evitar a apendicectomia desnecessária, que neste grupo de pacientes pode associar-se a complicações.
- Nos pacientes submetidos à laparotomia exploradora em virtude de quadro abdominal agudo, cujo achado intra-operatório é sugestivo de DII sem complicações (abscesso intracavitário ou perfuração) e que não tem diagnóstico prévio da doença, recomenda-se *tratamento conservador*, visto que a ressecção está associada a complicações e a doença apresenta índice elevado de recidiva.

Obstrução Intestinal

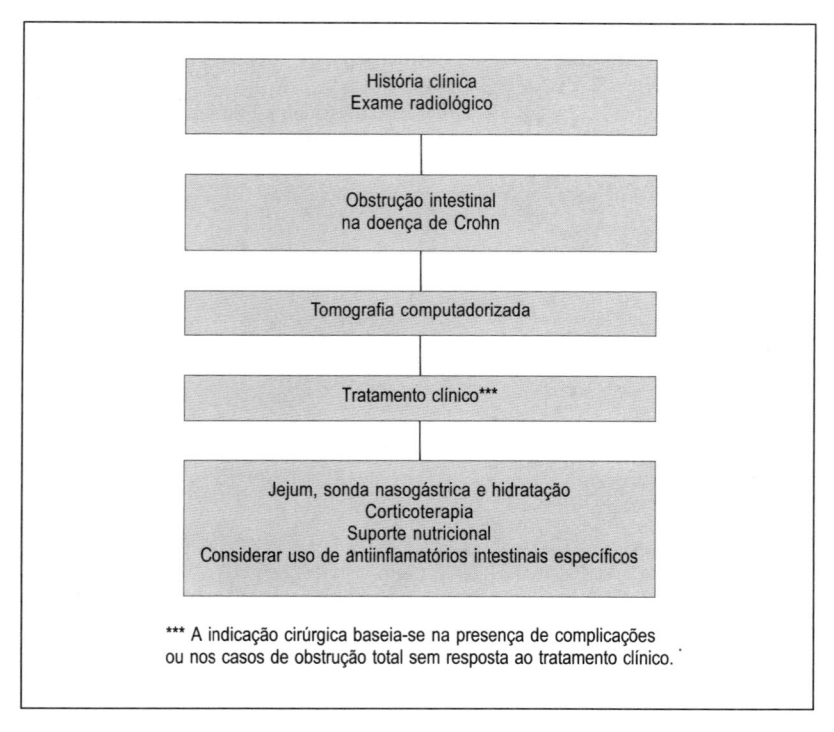

```
┌─────────────────────────────────────────────────────────────┐
│         História clínica                                    │
│         Exame radiológico                                   │
│                    │                                        │
│         Obstrução intestinal                                │
│         na doença de Crohn                                  │
│                    │                                        │
│         Tomografia computadorizada                          │
│                    │                                        │
│         Tratamento clínico***                               │
│                    │                                        │
│   Jejum, sonda nasogástrica e hidratação                    │
│   Corticoterapia                                            │
│   Suporte nutricional                                       │
│   Considerar uso de antiinflamatórios intestinais específicos│
│                                                             │
│   *** A indicação cirúrgica baseia-se na presença de        │
│   complicações ou nos casos de obstrução total sem          │
│   resposta ao tratamento clínico.                           │
└─────────────────────────────────────────────────────────────┘
```

Fig. 16.4 — *Obstrução intestinal.*

Referências Bibliográficas

1. Allan RN, Rhodes JM, Hanauer SB, Keighley MRB, Alexander-Williams J, Fazio VW. Inflammatory Bowel Diseases. New York, Churchill Livingstone 3rd ed, 1997.
2. Allison MC, Dhillon AP, Lewis W, Pounder RE. Inflammatory bowel disease. London, Mosby, 1998.
3. Berg DF, Bahadursingh AM, Kaminski DL, Longo WE. Acute surgical emergencies in inflammatory bowel disease. Am. J. Surg. 2002; 84(1):45-51.
4. Binder S, Patterson JF, Glotzer D. Toxic megacolon in ulcerative colitis. Gastroenterol, 1984; 66:909-12.
5. Chiu YSY. Proctosigmoiditis. In: Mazier WP, Levien DH, Luchtefeld MA, Senagore AJ. Surgery of the colon, rectum and anus. Philadelphia, W.B. Saunders, 851-5,1995.

6. Farrell RJ, Peppercon MA. Ulcerative colitis. Lancet 2002; 26: 331-60.
7. Gasche C, Scholmerich J, Brynskov J, D' Haens G, Hanauer SB, Irvine EJ et al. A simple classification of Crohn's disease: report of the Working Party for the World Congresses of Gastroenterology, Vienna 1998. Inflammatory Bowel Diseases. 2000; 6 (1): 8-15.
8. Habr-Gama A. Doença inflamatória intestinal. Clínica Brasileira de Cirurgia, São Paulo, 1997, Ano III, Vol. III, Ed. Atheneu.
9. Hill GL, Neill, ME. What should the non-colorectal surgeon do when faced with a patient with acute fulminanting colitis? Aust. N. Z. J. Surg. 1986, 66: 1-3.
10. Present DH. Toxic megacolon. Med. Clin. N. Am. 1993, 77:1129-68.
11. Roy MA. Intestinal inflamatory disease. Surg. Clin. North Am. 1997; 6:1395-406.

17 Diverticulite Aguda

Quadro Clínico

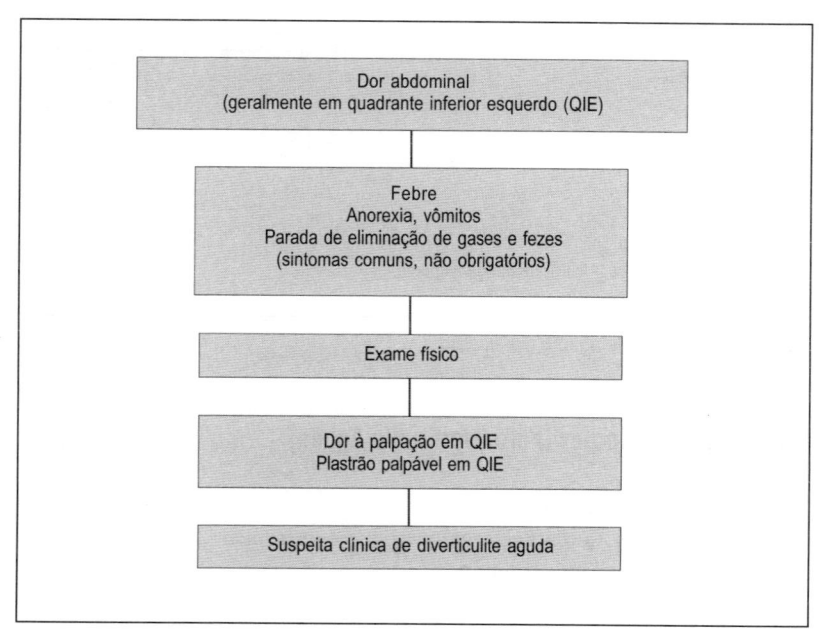

```
Dor abdominal
(geralmente em quadrante inferior esquerdo (QIE)
        │
Febre
Anorexia, vômitos
Parada de eliminação de gases e fezes
(sintomas comuns, não obrigatórios)
        │
Exame físico
        │
Dor à palpação em QIE
Plastrão palpável em QIE
        │
Suspeita clínica de diverticulite aguda
```

Fig. 17.1 — *Diverticulite aguda: quadro clínico.*

Diagnóstico

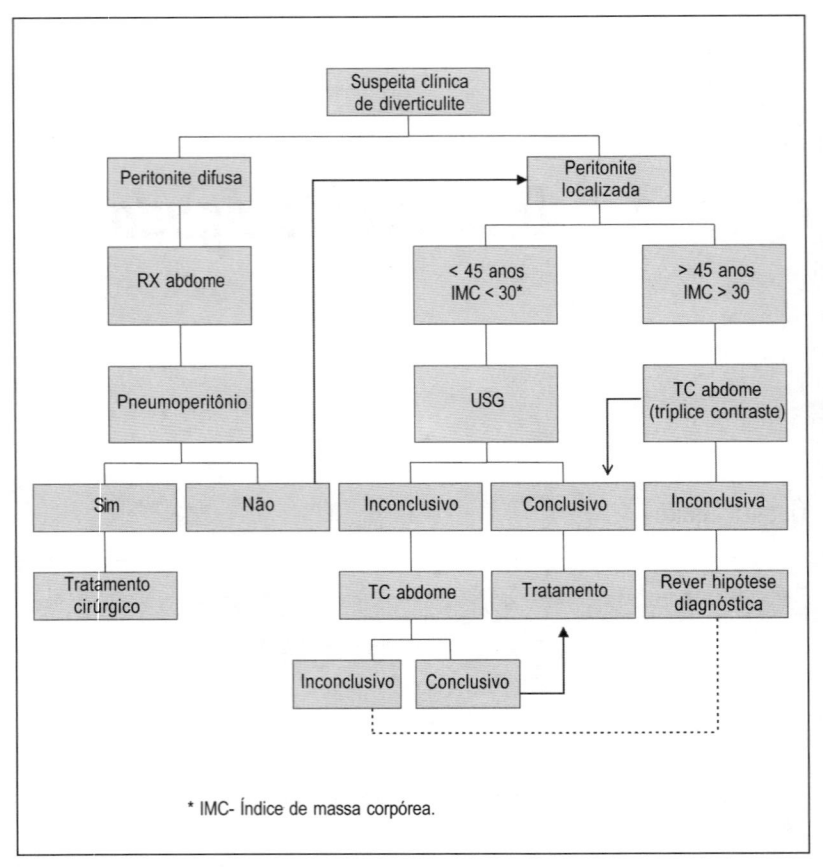

Fig. 17.2 — *Diverticulite aguda: diagnóstico.*

Classificação de Hinchey (Paradiverticulite Aguda)

- I - abscesso pericólico.
- II - abscesso a distância: pélvico, retroperitoneal.
- III - peritonite purulenta.
- IV - peritonite fecal.

Conduta

Considerações Gerais

- A recidiva da diverticulite pode ocorrer entre 7 e 45%.
- A dieta rica em fibras reduz a possibilidade de nova crise (70% de sucesso).
- Acima de duas crises considerar indicação cirúrgica (não necessariamente em caráter de urgência).
- Quando o diagnóstico de diverticulite for realizado apenas no intraoperatório, classificar o grau da mesma para opção terapêutica.

Conduta no Estádio I

- Internação.
- Jejum.
- Hidratação endovenosa.
- Antibioticoterapia (Gram-negativo e anaeróbio).

Obs: A manutenção do tratamento conservador deverá ser reavaliada em 48 a 72 horas. Em caso de piora clínica e laboratorial considerar indicação cirúrgica.

Conduta no Estádio II

- Ressecção e anastomose com ou sem colostomia de proteção e drenagem do abscesso:
  - Em casos selecionados considerar a possibilidade de drenagem percutânea e antibioticoterapia seguida de cirurgia semi-eletiva
  - Nos casos de anastomose primária, considerar possibilidade de lavagem intraoperatória do cólon

Conduta nos Estádios III e IV

- Índice de peritonite de Mannheim menor que 16 ou índice de Apache menor que 20:
  - Ressecção com anastomose com ou sem colostomia de proteção
- Índice de peritonite de Mannheim maior que 16 ou índice de Apache maior que 20:
  - Ressecção sem anastomose (Hartmann ou fístula mucosa)

Preceitos Técnicos

- Realizar a sigmoidectomia como procedimento mínimo.
- Ressecção de todo cólon doente (espessamento) sem necessariamente envolver todos divertículos.
- Anastomose primária pode ser realizada em casos selecionados, com ou sem colostomia de proteção. Caso seja a opção, a anastomose deve ser colorretal.
- Evitar anastomose em casos de obstrução.

Referências Bibliográficas

1. Alanis A, Papanicolaou GK, Tadros RR, Fielding LP. Primary resection and anastomosis for treatment of acute diverticulitis. Dis Colon Rectum 1989; 32:933-9.
2. Gooszen AW, Tollenaar RA, Geelkerken, RH, Smeets HJ, Bemelman, WA, Van Schaardenburgh P, Gooszen HG. Prospective study of primary anastomosis following sigmoid resection for suspected acute complicated diverticular disease. Brit J. Surg. 2001; 88(5):693-7.
3. Hinchey EJ, Schaalm PGH, Richards GK. Treatment of perforated diverticular disease of the colon. Adv. Surg. 1978; 12:85-109.
4. Knaus, WA. Zimmerman JE, Wagner DP, Draper EA, Lawrence DE. APACHE- acute phisiology and chronic health evaluation: a phisiologically based classification system. Crit. Care Med. 1981; 9:591-7.
5. Linder MM, Wacha H, Feldmann U, Wesch G, Streifesand, RA, Gundlach E. The Mannheim peritonitis index. An instrument for the intraoperative prognosis of peritonitis. Chirurg.1987; 58:84-92.
6. Meron VS. Prospective study of primary anastomosis following sigmoid resection for suspected acute complicated diverticular disease. Br. J. Surg. 2001; 88:693-7.
7. Schein M, Decker G. The Hartmann procedure. Extended indications in severe intra-abdominal infections. Dis Colon Rectum 1988; 31:126-9.
8. Schilling, MK, Maurer, CA, Kollmar, O, Markus, B. Primary vs. Secondary anastomosis after sigmoid resection for perforated diverticulitis (Hinchey III and IV). Dis. Colon. Rectum. 2001; 44(5):699-705.
9. Shephard AA, Keighley MRB. Audit on complicated diverticular disease. Ann R Coll Surg Engl. 1986; 68:8-10.
10. Standards Task Force The American Society of Colon Rectal Surgeons. Practice Parameters for the treatment of sigmoid diverticulitis. Dis. Colon Rectum. 2000; 43 (3):290-7.
11. Vinas-Salas J, Villalba-Acosta J, Scaramucci M et al. Complications of colonic diverticular disease. Comparative study of two series. Rev.Esp.Enferm.Dig. 2001; 93(10):649-58.

18 Obstrução Intestinal

Quadro Clínico

- Variável de acordo com o nível da obstrução e a gravidade.
- Dor abdominal em cólica.
- Diminuição ou parada de eliminação de gases e fezes.
- Vômitos.
- Distensão abdominal.

Classificação

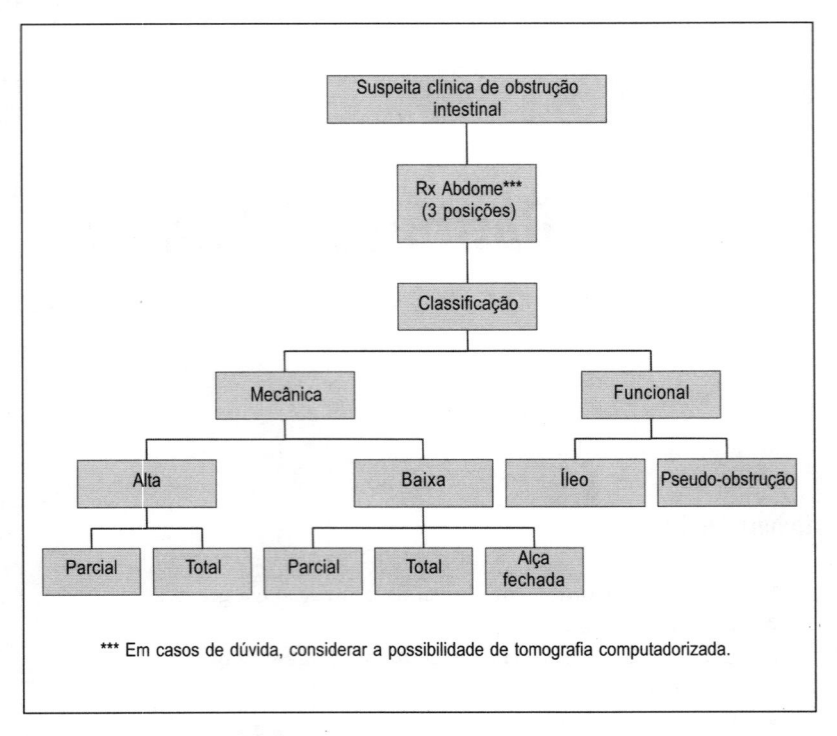

```
                    Suspeita clínica de obstrução
                             intestinal
                                │
                         Rx Abdome***
                          (3 posições)
                                │
                          Classificação
                    ┌───────────┴───────────┐
                 Mecânica                Funcional
            ┌───────┴───────┐         ┌──────┴──────────┐
          Alta            Baixa      Íleo      Pseudo-obstrução
        ┌───┴───┐    ┌──────┼──────┐
     Parcial Total Parcial Total  Alça
                                 fechada
```

*** Em casos de dúvida, considerar a possibilidade de tomografia computadorizada.

Fig. 18.1 — *Obstrução intestinal: classificação.*

Causas (Mais Freqüentes)

Obstrução Alta

- Bridas.
- Hérnia.
- Neoplasia.
- Invaginação intestinal.
- Intussuscepção.
- Enterite regional
    - (*vide* Doença inflamatória — Capítulo 16)
- Enterite actínica.

- Obturação
    - ❏ Íleo biliar
    - ❏ Parasita
    - ❏ Bezoar

Obstrução Baixa

- Neoplasias.
- Fecaloma.
- Volvo.
- Diverticulite.
- Pseudo-obstrução.

Conduta Inicial

- Jejum.
- Correção e monitoração hidreletrolítica.
- Controle e monitoração de diurese.
- Sondagem nasogástrica (se necessário).
- *O tratamento cirúrgico é imperativo quando houver evidências clínicas ou radiológicas de peritonite, perfuração ou obstrução em alça fechada.*

Conduta na Obstrução Intestinal Alta

- Obstrução por bridas
- Obstrução mecânica por hérnia inguinal
- Neoplasia
- Invaginação intestinal
- Intussuscepção
- Enterite regional
- Enterite actínica
- Obturação
- Íleo biliar
    - ❏ Tratamento cirúrgico
        - Enterotomia para remoção do cálculo, proximal ao local da obstrução
        - Habitualmente não realizamos colecistectomia e o tratamento da fístula na mesma intervenção
- Obstrução mecânica por áscaris
- Benzoar

```
┌─────────────────────────────────────────────────────────────────┐
│                      Obstrução intestinal alta                   │
│                                │                                 │
│                      Suspeita etiológica de brida                │
│                    ┌───────────┴───────────┐                    │
│                   Sim                      Não                   │
│                    │                 ┌──────┴──────┐            │
│         Tratamento clínico: 36-72h   │             │            │
│              Jejum              Obstrução total  Suboclusão     │
│            Hidratação                │             │            │
│         Sonda nasogástrica           │             │            │
│                    │                 │      Investigação etiológica│
│             Melhora clínica   Tratamento cirúrgico (considerar TC│
│                    │                          abdome se houver dúvida)│
│           ┌────────┴────────┐                                    │
│          Sim              Não                                    │
│           │        ┌────────┴────────┐                          │
│     Considerar    Rever hipótese diagnóstica                    │
│     tratamento    (considerar TC abdome)                        │
│     cirúrgico***                                                 │
│                                                                  │
│ *** Considerar tratamento clínico em pacientes oncológicos com  │
│ cirurgia abdominal prévia e com doença disseminada, na ausência │
│ de obstrução completa.                                           │
└─────────────────────────────────────────────────────────────────┘
```

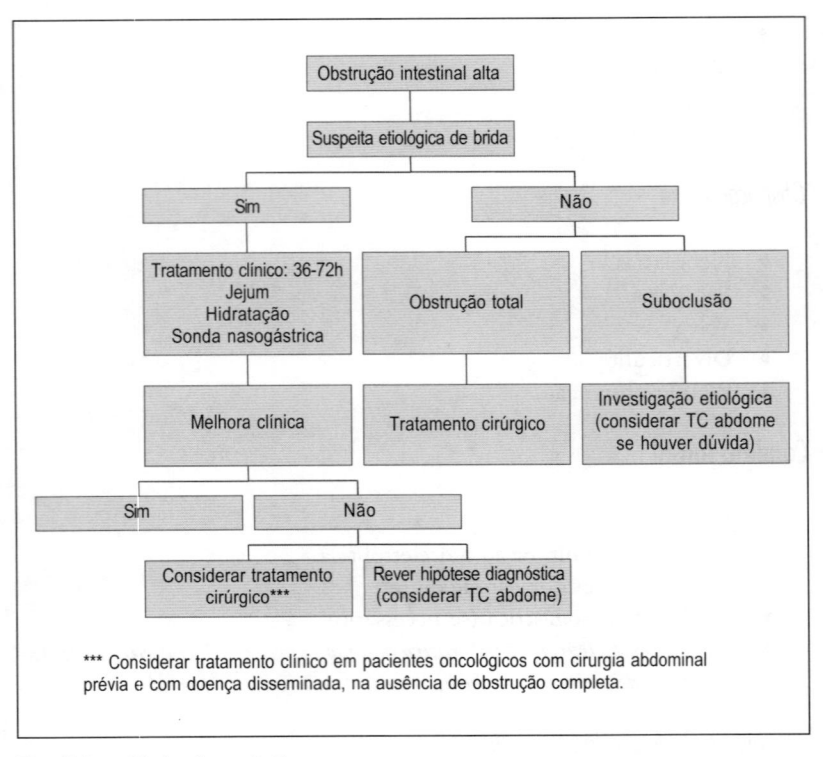

Fig. 18.2 — *Obstrução por bridas.*

```
┌─────────────────────────────────────┐
│     Obstrução intestinal alta       │
└─────────────────────────────────────┘
                   │
┌─────────────────────────────────────┐
│   Suspeita etiológica de hérnia     │
│     encarcerada ou estrangulada     │
└─────────────────────────────────────┘
                   │
         ┌──────────────────┐
         │ Peritonite evidente │
         └──────────────────┘
          │                │
        Sim               Não
          │                │
┌──────────────────┐  ┌──────────────┐
│ Laparotomia      │  │ Inguinotomia │
│ exploradora      │  └──────────────┘
│ Ressecção do     │
│ segmento inviável*** │
└──────────────────┘
```

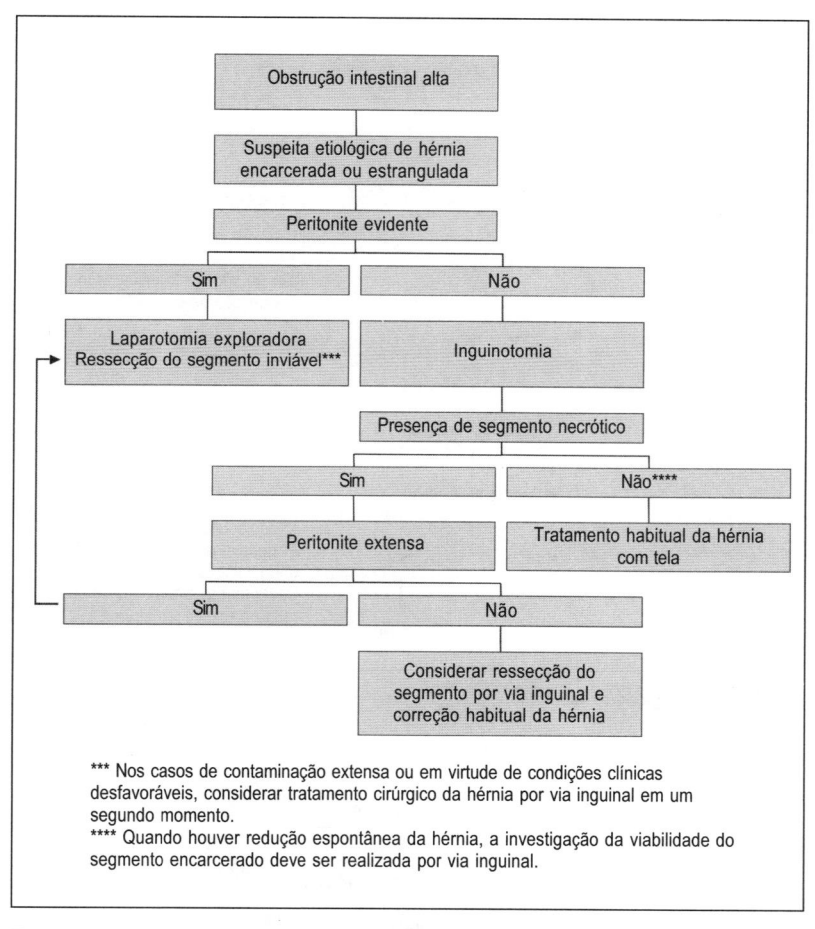

- **Sim** → Laparotomia exploradora — Ressecção do segmento inviável***
- **Não** → Inguinotomia → Presença de segmento necrótico
  - **Sim** → Peritonite extensa
    - **Sim** → (retorna a Laparotomia exploradora / Ressecção do segmento inviável)
    - **Não** → Considerar ressecção do segmento por via inguinal e correção habitual da hérnia
  - **Não**** → Tratamento habitual da hérnia com tela

*** Nos casos de contaminação extensa ou em virtude de condições clínicas desfavoráveis, considerar tratamento cirúrgico da hérnia por via inguinal em um segundo momento.

**** Quando houver redução espontânea da hérnia, a investigação da viabilidade do segmento encarcerado deve ser realizada por via inguinal.

Fig. 18.3 — *Obstrução mecânica por hérnia inguinal.*

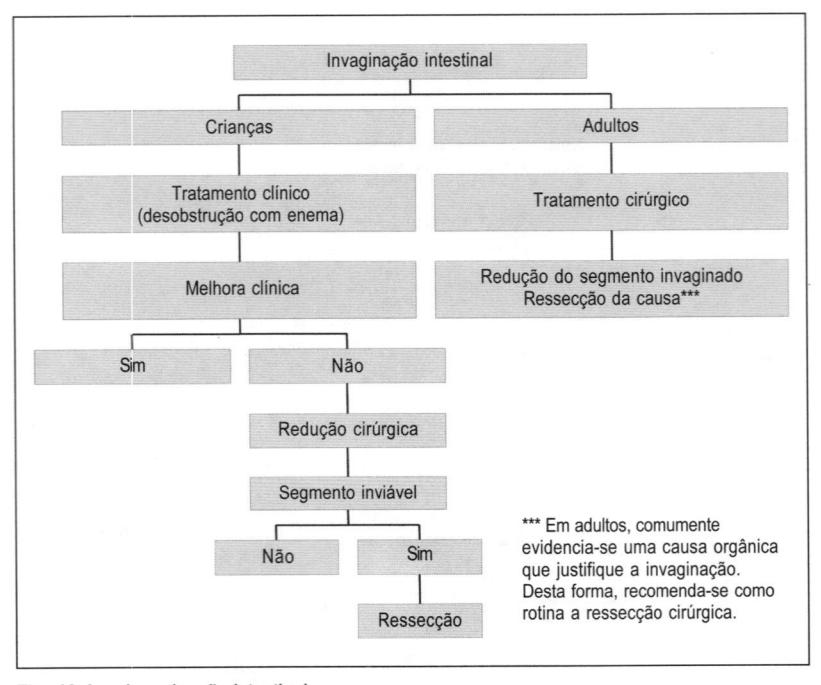

```
                    Invaginação intestinal
                    /                    \
              Crianças                  Adultos
                 |                         |
       Tratamento clínico          Tratamento cirúrgico
       (desobstrução com enema)           |
                 |                  Redução do segmento invaginado
           Melhora clínica          Ressecção da causa***
            /         \
          Sim          Não
                        |
                  Redução cirúrgica
                        |
                  Segmento inviável
                    /         \
                  Não          Sim
                                |
                           Ressecção
```

*** Em adultos, comumente evidencia-se uma causa orgânica que justifique a invaginação. Desta forma, recomenda-se como rotina a ressecção cirúrgica.

Fig. 18.4 — *Invaginação intestinal.*

```
                  Enterite actínica
                         |
              Tratamento clínico - 48-72h:
                       Jejum
                     Hidratação
                  Sonda nasogástrica
                         |
                   Melhora clínica
                    /           \
                  Sim            Não
                                  |
                         Considerar tratamento cirúrgico
                         Ressecção c/ ou s/ anastomose
```

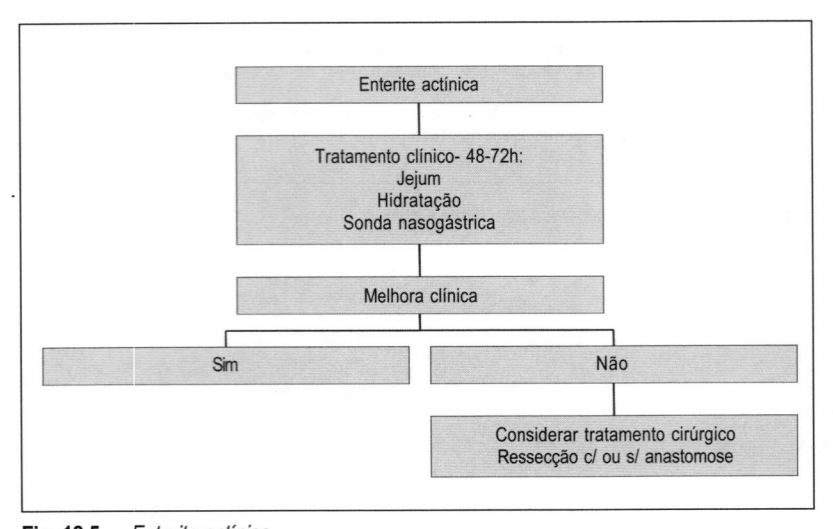

Fig. 18.5 — *Enterite actínica.*

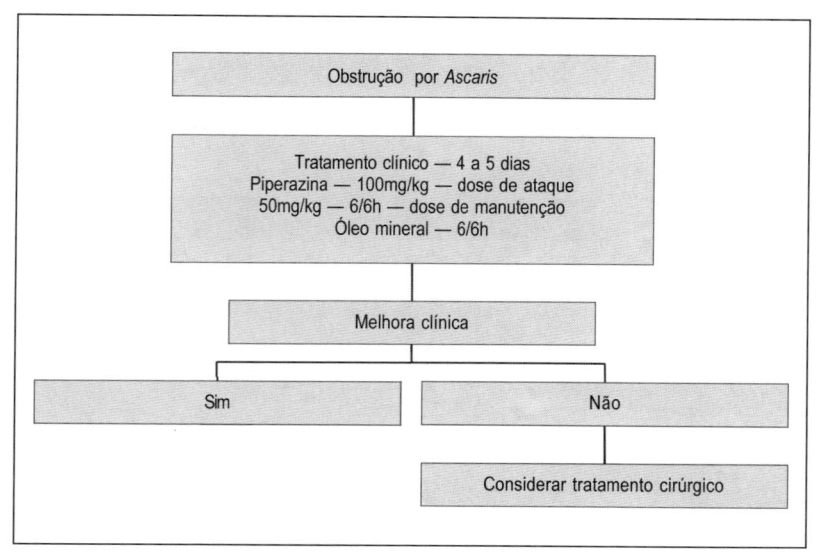

```
┌─────────────────────────────────────────────────────────────┐
│                  Obstrução por Ascaris                      │
│                            │                                │
│        Tratamento clínico — 4 a 5 dias                      │
│        Piperazina — 100mg/kg — dose de ataque               │
│        50mg/kg — 6/6h — dose de manutenção                  │
│        Óleo mineral — 6/6h                                  │
│                            │                                │
│                    Melhora clínica                          │
│                    ┌───────┴───────┐                        │
│                   Sim             Não                       │
│                                    │                        │
│                          Considerar tratamento cirúrgico    │
└─────────────────────────────────────────────────────────────┘
```

Fig. 18.6 — *Obstrução mecânica por* Ascaris.

Conduta na Obstrução Intestinal Baixa

- Neoplasia obstrutiva de cólon
- Megacólon chagásico — fecaloma
- Megacólon chagásico — volvo de sigmóide.
- Diverticulite
- Pseudo-obstrução intestinal — síndrome de Ogilvie

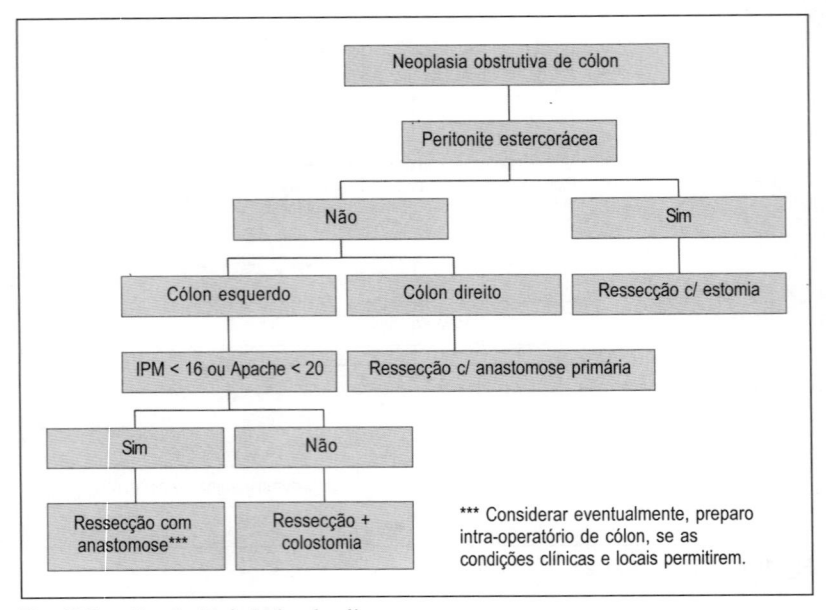

```
                    Neoplasia obstrutiva de cólon
                              │
                     Peritonite estercorácea
                      ┌───────┴───────┐
                     Não             Sim
              ┌───────┴───────┐       │
        Cólon esquerdo   Cólon direito   Ressecção c/ estomia
              │               │
   IPM < 16 ou Apache < 20   Ressecção c/ anastomose primária
         ┌────┴────┐
        Sim       Não
         │         │
   Ressecção com  Ressecção +
   anastomose***  colostomia
```

*** Considerar eventualmente, preparo intra-operatório de cólon, se as condições clínicas e locais permitirem.

Fig. 18.7 — *Neoplasia obstrutiva de cólon.*

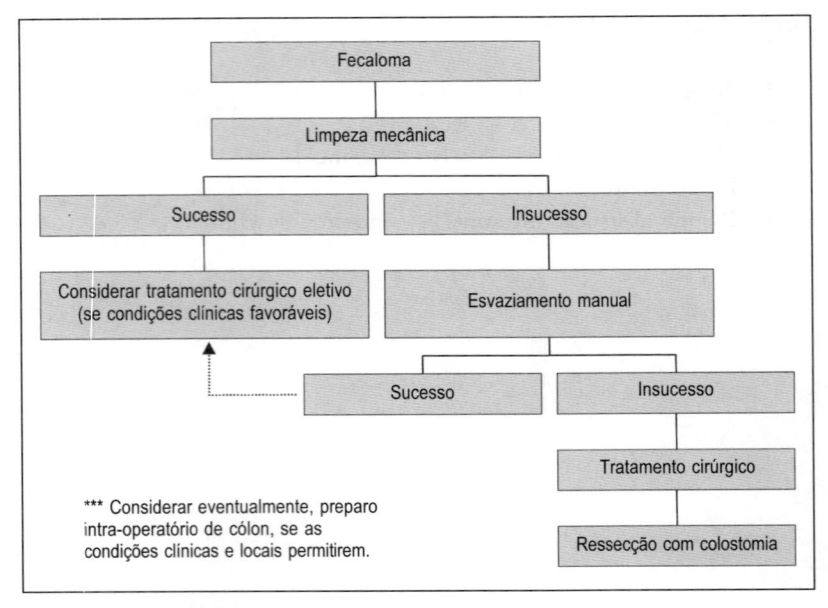

```
                    Fecaloma
                       │
                Limpeza mecânica
                ┌──────┴──────┐
             Sucesso        Insucesso
                │              │
   Considerar tratamento    Esvaziamento manual
   cirúrgico eletivo         ┌──────┴──────┐
   (se condições clínicas  Sucesso      Insucesso
   favoráveis)                              │
                                     Tratamento cirúrgico
                                              │
                                     Ressecção com colostomia
```

*** Considerar eventualmente, preparo intra-operatório de cólon, se as condições clínicas e locais permitirem.

Fig. 18.8 — *Megacólon chagásico — fecaloma.*

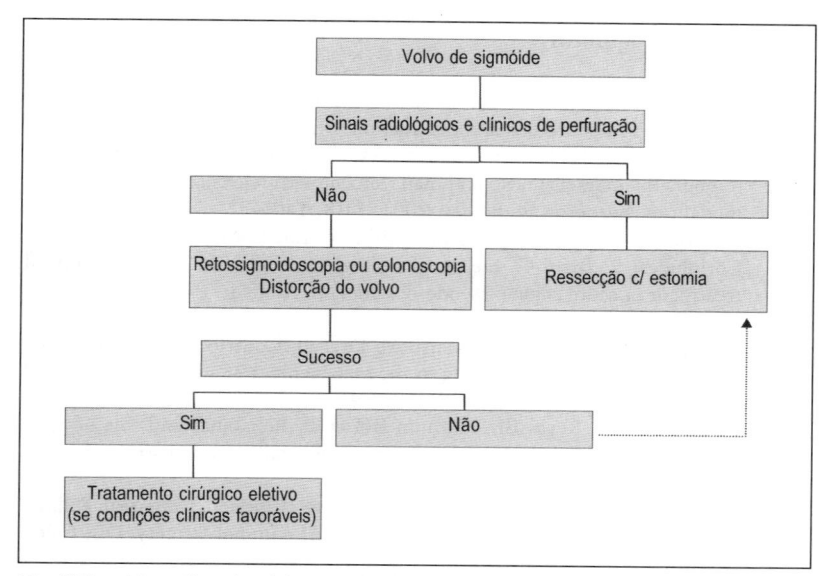

```
                    Volvo de sigmóide
                           │
          Sinais radiológicos e clínicos de perfuração
                    │                │
                   Não              Sim
                    │                │
   Retossigmoidoscopia ou colonoscopia    Ressecção c/ estomia
         Distorção do volvo
                    │
                 Sucesso
              │         │
             Sim       Não ──────────────► (Ressecção c/ estomia)
              │
   Tratamento cirúrgico eletivo
   (se condições clínicas favoráveis)
```

Fig. 18.9 — *Megacólon chagásico — volvo de sigmóide.*

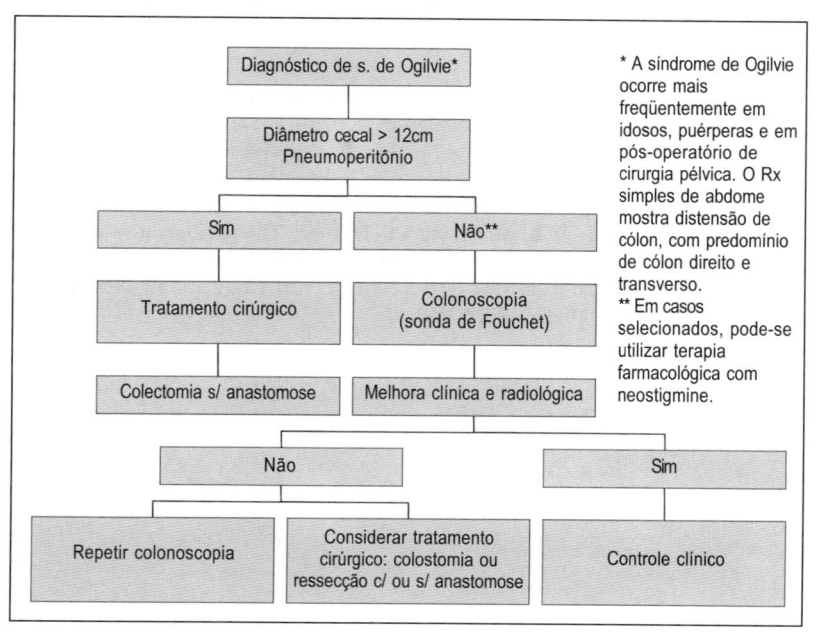

```
              Diagnóstico de s. de Ogilvie*
                         │
              Diâmetro cecal > 12cm
                 Pneumoperitônio
              │                    │
             Sim                  Não**
              │                    │
    Tratamento cirúrgico      Colonoscopia
              │              (sonda de Fouchet)
    Colectomia s/ anastomose         │
                          Melhora clínica e radiológica
                              │              │
                             Não            Sim
                    │                 │              │
          Repetir          Considerar tratamento   Controle clínico
       colonoscopia        cirúrgico: colostomia ou
                           ressecção c/ ou s/ anastomose
```

* A síndrome de Ogilvie ocorre mais freqüentemente em idosos, puérperas e em pós-operatório de cirurgia pélvica. O Rx simples de abdome mostra distensão de cólon, com predomínio de cólon direito e transverso.
** Em casos selecionados, pode-se utilizar terapia farmacológica com neostigmine.

Fig. 18.10 — *Pseudo-obstrução intestinal — síndrome de Ogilvie.*

Referências Bibliográficas

1. Biondo S, Jaurrieta E, Borba R. Intraoperative colonic lavage and primary anastomosis in peritonitis and obstruction. Brit. J. Surg. 1997; 84 222-5.
2. Burkill G, Bell J, Healy J. Small bowel obstruction: the role of computed tomography in its diagnosis and management with reference to other imaging modalities. European Radiology. 2001; 11(8):1405-22.
3. De Giorgio R, Barbara G, Stanghellini V, Tonini M, Vasina V, Cola, B, Corinaldesi R, Biagi G, De Ponti F. Review article: the pharmacological treatment of acute colonic pseudo-obstruction. Aliment. Pharmacol Therap. 2001; 15(11):1717-27.
4. Donckier V, Closset J, Van Gansbeke D et al. Contribution of computed tomography to decision making in the management of adhesive small bowel obstruction. Br. J. Surg. 1998; 85:1071-4.
5. Maglinte DDT, Reyes BL, Harmon BH et al. Reliability and role of plain film radiography and CT in the diagnosis of small-bowel obstruction. AJR 1996; 167:1451-5.
6. Michael C, Parker B, MS et al. Postoperative Adhesions: Ten-Year Follow-Up of 12,584 Patients Undergoing Lower Abdominal Surgery. Dis. Colon Rectum. 2001; 44(6):822-30.
7. Miller G, Boman J, Shrier I, Gordon PH. Natural history of patients with adhesive small bowel obstruction. Brit. J. Surgery. 2000; 87(9):1240-7.
8. Shelton BK. Intestinal obstruction. AACN Clinical Issues. 1999; 10(4):478-91.
9. Strother M, Chen MYM, Ott D. Bowel Obstruction: Current Role of plain Radiographic Evaluation. Radiologist. 2002, 9(1):1-10.
10. Turegano-Fuentes F, Munoz-Jimenez F, Valle-Hernandez E et al. Early resolution of Ogilvie's syndrome with intravenous neostigmine: a simple, effective treatment. Dis Colon Rectum. 1997; 40:1353-7.
11. Zbar RIS, Crede WB, McKhann CF, Jekel JF. The postoperative incidence of small bowel obstruction following standard, open appendectomy and cholecystectomy: a six-year retrospective cohort study at Yale-New Haven hospital. Conn Med. 1993; 57:123-7.

19 Isquemia Mesentérica Aguda

Etiologia

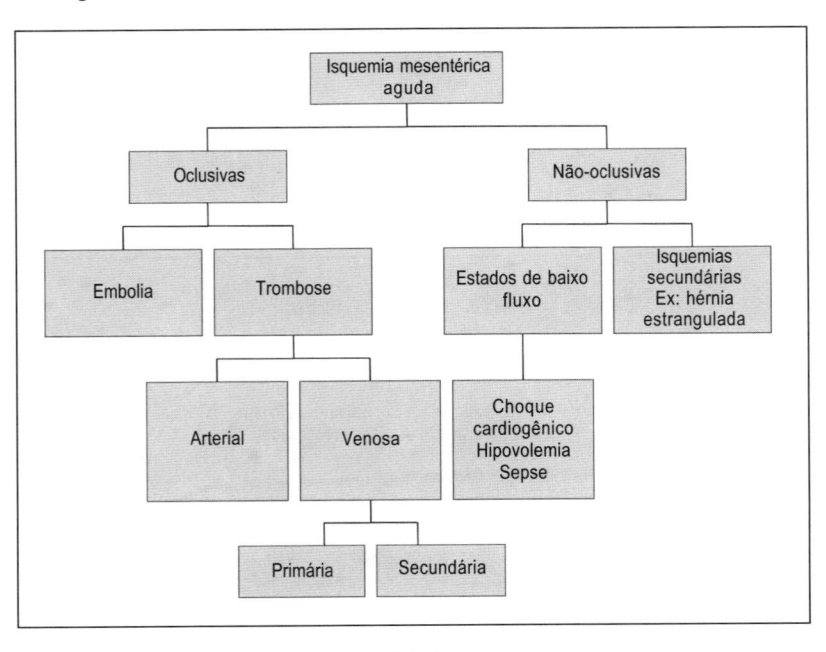

```
                    Isquemia mesentérica
                           aguda
                    ┌────────┴────────┐
                Oclusivas          Não-oclusivas
            ┌───────┴──────┐      ┌──────┴──────────┐
         Embolia      Trombose   Estados de baixo  Isquemias
                          │           fluxo        secundárias
                   ┌──────┴──────┐                 Ex: hérnia
                Arterial      Venosa               estrangulada
                                 │              Choque
                           ┌─────┴─────┐        cardiogênico
                       Primária   Secundária    Hipovolemia
                                                Sepse
```

Fig. 19.1 — *Isquemia mesentérica aguda: etiologia.*

Causas de Trombose Venosa Secundária

- Estados protrombóticos
  - Deficiência
    - Antitrombina III
    - Proteína C
    - Proteína S
    - Fator V Leiden
    - Anticorpo antifosfolípide
  - Hiper-homocisteinemia
  - Neoplasias
  - Uso de contraceptivos orais (9-18%)
- Anormalidades hematológicas
  - Policitemia vera
  - Trombocitopenia essencial
  - Hemoglobinúria paroxística noturna
- Quadros inflamatórios
  - Pancreatite
  - Doença inflamatória intestinal
  - Diverticulite
- Hipertensão portal

Nota: em 25% dos casos não se evidencia o fator etiológico.

Possibilidades Etiológicas e Antecedentes

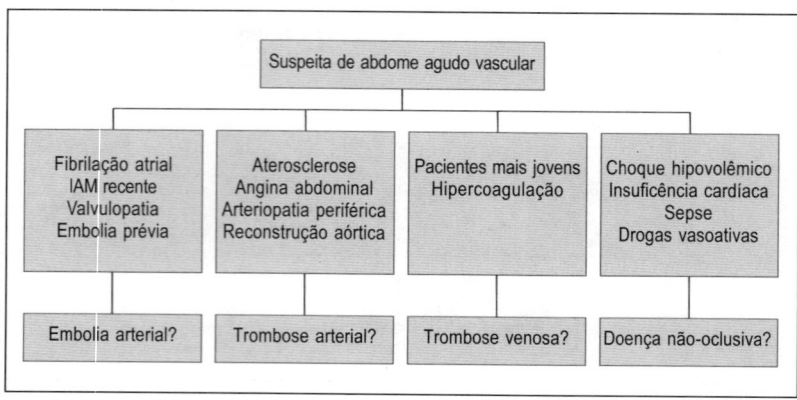

Suspeita de abdome agudo vascular			
Fibrilação atrial IAM recente Valvulopatia Embolia prévia	Aterosclerose Angina abdominal Arteriopatia periférica Reconstrução aórtica	Pacientes mais jovens Hipercoagulação	Choque hipovolêmico Insuficência cardíaca Sepse Drogas vasoativas
Embolia arterial?	Trombose arterial?	Trombose venosa?	Doença não-oclusiva?

Fig. 19.2 — *Possibilidades etiológicas e antecedentes.*

Quadro Clínico

- Existe uma multiplicidade de apresentações clínicas nos quadros de isquemia mesentérica, em íntima dependência com a causa da doença e a fase em que o paciente procura o serviço médico.
- Um dado característico é a dor abdominal desproporcional ao exame físico. De modo geral, a dor varia de moderada a forte intensidade, difusa e constante.
- Náuseas e vômitos podem estar presentes em até 75% dos pacientes.
- Com a evolução do quadro podem ocorrer manifestações sistêmicas, tais como febre, hipotensão e taquicardia.

Diagnóstico e Conduta Inicial

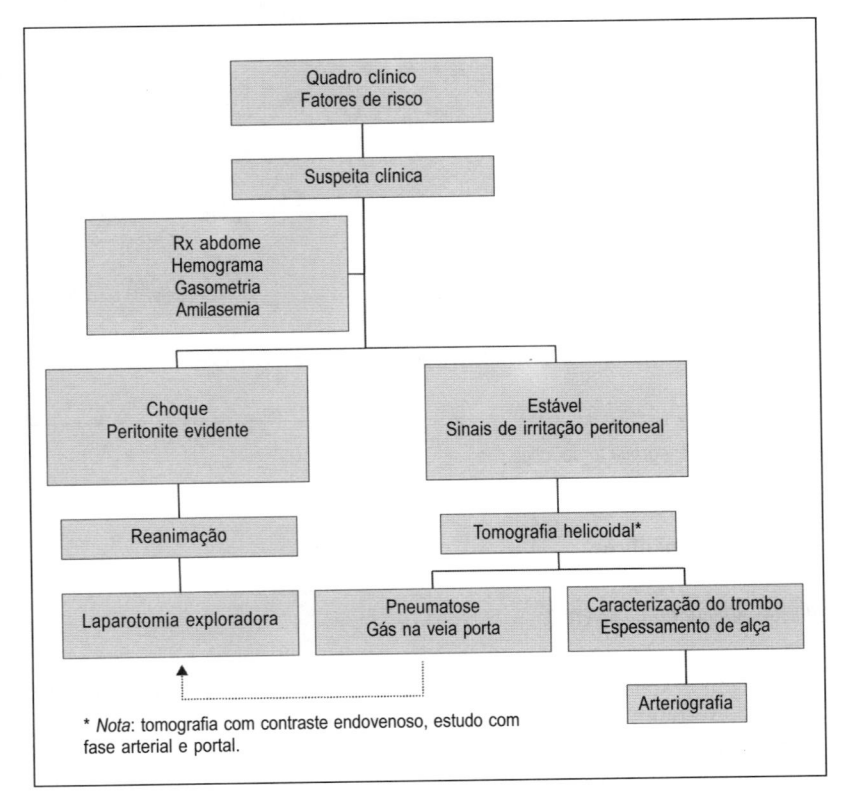

```
Quadro clínico
Fatores de risco
        │
  Suspeita clínica
        │
Rx abdome
Hemograma
Gasometria
Amilasemia
        │
   ┌────┴────┐
Choque      Estável
Peritonite  Sinais de irritação peritoneal
evidente
   │              │
Reanimação   Tomografia helicoidal*
   │              │
Laparotomia   ┌───┴───┐
exploradora  Pneumatose   Caracterização do trombo
             Gás na veia  Espessamento de alça
             porta              │
                           Arteriografia

* Nota: tomografia com contraste endovenoso, estudo com fase arterial e portal.
```

Fig. 19.3 — *Diagnóstico e conduta inicial.*

Arteriografia Terapêutica

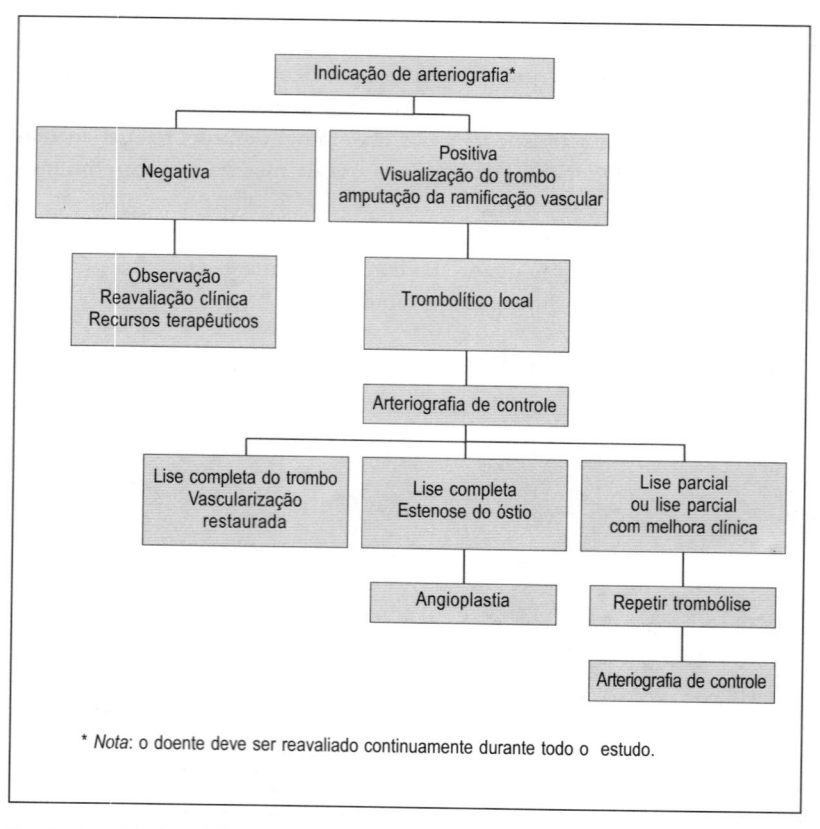

```
                    Indicação de arteriografia*
                    ┌──────────┴──────────┐
              Negativa                Positiva
                                Visualização do trombo
                          amputação da ramificação vascular
                   │                     │
              Observação           Trombolítico local
          Reavaliação clínica            │
          Recursos terapêuticos          │
                              Arteriografia de controle
                    ┌─────────────┬─────────────┐
         Lise completa do trombo  Lise completa   Lise parcial
             Vascularização       Estenose do óstio  ou lise parcial
              restaurada                          com melhora clínica
                                       │                │
                                  Angioplastia    Repetir trombólise
                                                        │
                                              Arteriografia de controle
```

* *Nota*: o doente deve ser reavaliado continuamente durante todo o estudo.

Fig. 19.4 — *Arteriografia terapêutica.*

Recursos Terapêuticos

Infusão Arterial de Papaverina

- Pode ser utilizada em qualquer forma de isquemia mesentérica, sendo o tratamento de escolha da doença não-oclusiva.
- A infusão inicial é de 30-60mg/h a qual deve ser mantida por no mínimo 24 horas.
- É incompatível com heparina.

Infusão de Trombolíticos (Infusão com Cateter na Artéria Mesentérica)

- Pode ser utilizada em casos de trombose arterial.
- Iniciar a infusão o mais precoce possível em relação ao início dos sintomas.
- Interromper o procedimento e indicar laparotomia em casos de sangramento ou se houver sinais de peritonite.
- Manter o doente monitorizado em Terapia Intensiva.
- A hemorragia é a principal complicação.

Heparinização

- É o principal tratamento da trombose venosa mesentérica.
- A dose inicial é de 80U/kg, não devendo exceder 5.000U.
- Manter infusão de 18U/kg/h até conversão para anticoagulante oral.
  - ❑ Antes de ser iniciada, devem ser colhidos hemograma, coagulograma completo, fibrinogênio e perfil para investigação de trombofilia.
  - ❑ A infusão deve ser controlada de acordo com o TTPA (2 a 2,5 vezes o valor normal).

Conduta Intra-Operatória e Viabilidade Intestinal

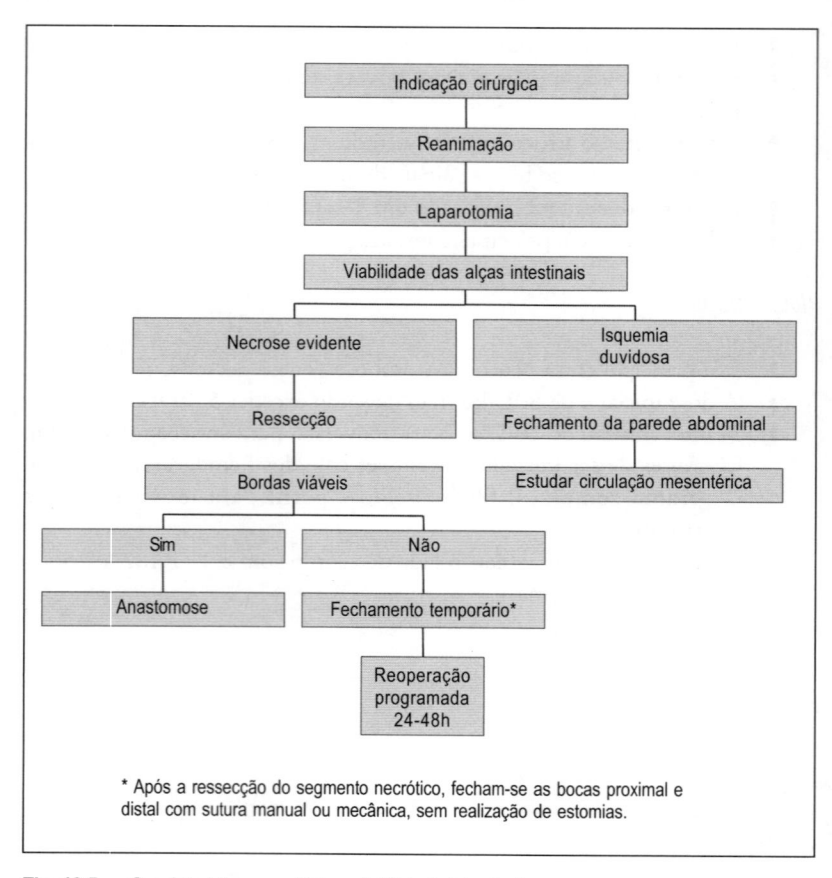

```
                    Indicação cirúrgica
                           │
                       Reanimação
                           │
                       Laparotomia
                           │
              Viabilidade das alças intestinais
                    ┌──────┴──────┐
            Necrose evidente   Isquemia duvidosa
                    │                  │
               Ressecção    Fechamento da parede abdominal
                    │                  │
              Bordas viáveis   Estudar circulação mesentérica
              ┌─────┴─────┐
             Sim         Não
              │           │
         Anastomose  Fechamento temporário*
                          │
                     Reoperação
                     programada
                       24-48h
```

* Após a ressecção do segmento necrótico, fecham-se as bocas proximal e distal com sutura manual ou mecânica, sem realização de estomias.

Fig. 19.5 — *Conduta intra-operatória e viabilidade intestinal.*

Conduta Intra-Operatória e Etiologia

❑ Nos pacientes estáveis hemodinamicamente, sem necrose intestinal, deve-se proceder à investigação etiológica do evento isquêmico, através da identificação da artéria mesentérica superior.
❑ A exploração e manipulação vascular implicam a necessidade de equipe treinada.
❑ Nos casos de embolia arterial, de modo geral, o pulso da artéria mesentérica superior é palpável e a isquemia intestinal preserva os segmentos proximais do jejuno.
❑ Em casos onde se identifica a presença de embolia arterial pode-se optar por embolectomia com cateter de Fogarty.
❑ Nos casos de trombose arterial, em casos selecionados, pode-se realizar procedimentos de *bypass*.
❑ A viabilidade intestinal deve ser reavaliada após qualquer procedimento sobre a circulação mesentérica.

Referências Bibliográficas

1. Bassiouny HS. Nonocclusive mesenteric ischemia. Surg. Clin. North Am. 1997; 77(2):319-26.
2. Boley SJ, Brandt LJ, Sammartano RJ. History of mesenteric ischemia. The evolution of a diagnosis and management. Surg. Clin. North Am. 1997; 77(2):275-88.
3. Brandt LJ, Boley SJ. Technical review on intestinal ischemia. American Gastrointestinal Association. Gastroenterol. 2000; 118 (5):9519-68.
4. Hassan HA, Raufman JP. Mesenteric venous thrombosis. South Med. J. 1999; 92(6):558-62.
5. Horton KM. Fishman EK. Multi-detector row CT of mesenteric ischemia: can it be done? Radiographics. 2000; 21(6):1463-73.
6. Kim JK, Ha HK, Byun JY, Yang SK, Jung HY, Min YI et al. CT differentiation of mesenteric ischemia due to vasculitis and thromboembolic disease. J. Comp. Assist. Tomog. 2001; 25(4):604-11.
7. Mansour MA. Management of acute mesenteric ischemia. Arch. Surg. 1999; 13(3):328-03.
8. Park WM, Gloviczki P, Cherry KJ Jr, Hallett JW, Bower TC et al. Contemporary management of acute mesenteric ischemia: Factors associated with survival. J. Vasc.Surg. 2002; 35(3):445-52.
9. Trompeter M, Brazda T, Remy CT. Vestring T. Reimer P. Non-occlusive mesenteric ischemia: etiology, diagnosis, and interventional therapy. Europ. Radiol. 2002; 12(5):1179-87.
10. Yamaguchi T, Saeki M, Iwasaki Y et al. Local thrombolytic therapy for superior mesenteric artery embolism: complications and long-term clinical follow-up. Radiat Med 1999; 17(1):27-31.

20 Urgências Proctológicas

Introdução

Dentre as urgências proctológicas mais comumente observadas no Serviço de Emergência destacam-se:
- Dor anal aguda.
- Empalamento/corpo estranho.
- Cisto pilonidal infectado.
- Prolapso de colostomia.

Dor Anal Aguda — Probabilidades Diagnósticas

- Trombose hemorroidária.
- Abscesso anorretal.
- Fissura e criptite.
- Corpo estranho.

Trombose Hemorroidária — Classificação

- Trombose hemorroidária externa.
- Trombose hemorroidária interna.
- Pseudo-estrangulamento hemorroidário.

Trombose Hemorroidária Externa

- Tumoração bem localizada, dolorosa, arroxeada, com pouco edema e sem componente interno.
- Tratamento
  - A conduta conservadora inclui o uso de analgésicos e laxativos (se necessário), banhos quentes e repouso
  - Em quadros iniciais, quando houver tensão local significativa pode-se optar por excisão do trombo com anestesia local. O tratamento cirúrgico é reservado para quadros de tromboses extensas não responsivos às medidas clínicas

Trombose Hemorroidária Interna

- Caracteriza-se ao exame proctológico pela presença de hemorróida irredutível com prolapso e edema da pele.
- O tratamento pode ser:
  - Conservador — analgesia, repouso, banhos com água fria e elevação dos membros inferiores
  - Cirúrgico — pode ser indicado nos casos refratários ao tratamento clínico e em quadros recidivados

Pseudo-Estrangulamento Hemorroidário

- Caracteriza-se pela presença de trombose hemorroidária interna e externa que pode evoluir com gangrena e supuração.
- Tratamento
  - Antibioticoterapia parenteral
  - Hemorroidectomia

Abscesso Anorretal

Introdução

- Patologia comum.
- Pode estar associada à elevada morbidade.
- Etiologia
  - Primária — infecção cutânea, origem criptoglandular
  - Secundária — doença de Crohn, colite ulcerativa, neoplasias anorretais e perineais e traumatismos

- Fatores de risco
  - ❑ Diabetes
  - ❑ Imunodepressão
  - ❑ Discrasias sangüíneas
  - ❑ Leucemia

Classificação

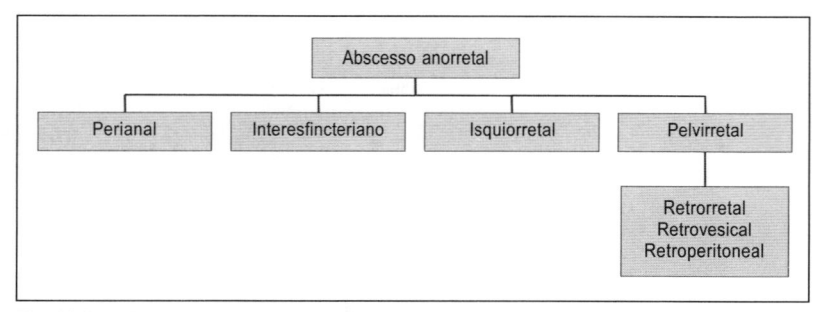

```
                        Abscesso anorretal
    ┌──────────┬──────────────┬──────────────┬──────────┐
 Perianal  Interesfincteriano   Isquiorretal   Pelvirretal
                                                   │
                                              Retrorretal
                                              Retrovesical
                                              Retroperitoneal
```

Fig. 20.1 — *Abscesso anorretal: classificação.*

Diagnóstico

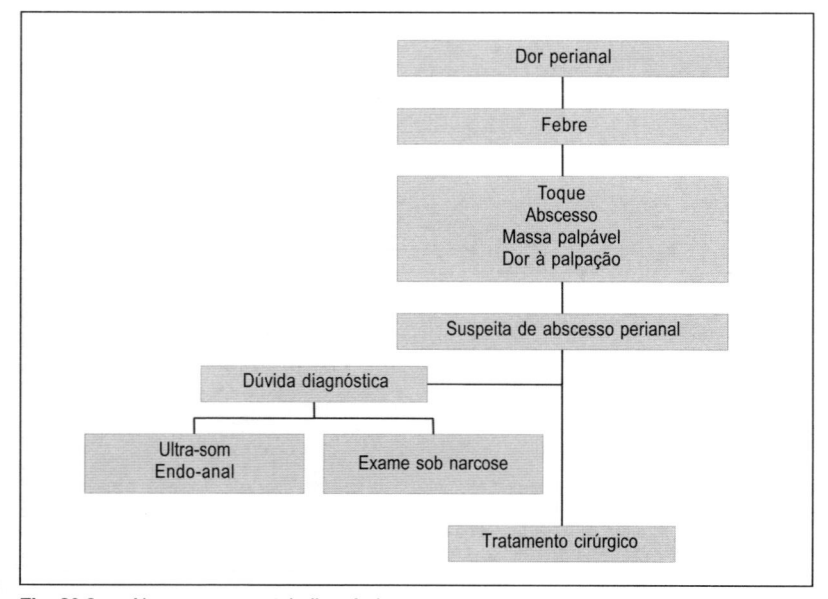

```
                    Dor perianal
                         │
                       Febre
                         │
                       Toque
                      Abscesso
                    Massa palpável
                    Dor à palpação
                         │
              Suspeita de abscesso perianal
                         │
          Dúvida diagnóstica ───────┤
              │                     │
         Ultra-som           Exame sob narcose
         Endo-anal
                                     │
                           Tratamento cirúrgico
```

Fig. 20.2 — *Abscesso anorretal: diagnóstico.*

Conduta

```
Abscesso anorretal
        │
Antibioticoterapia
        │
Tratamento cirúrgico
     (internado)
        │
Abscesso mínimo
  fase inicial
 (ambulatorial)
        │
     Drenagem*
        │
Orifício fistuloso interno
        │
      Evidente
       ╱    ╲
     Sim    Não
      │      │
Fistulotomia**   Limitar-se
                 a drenagem
```

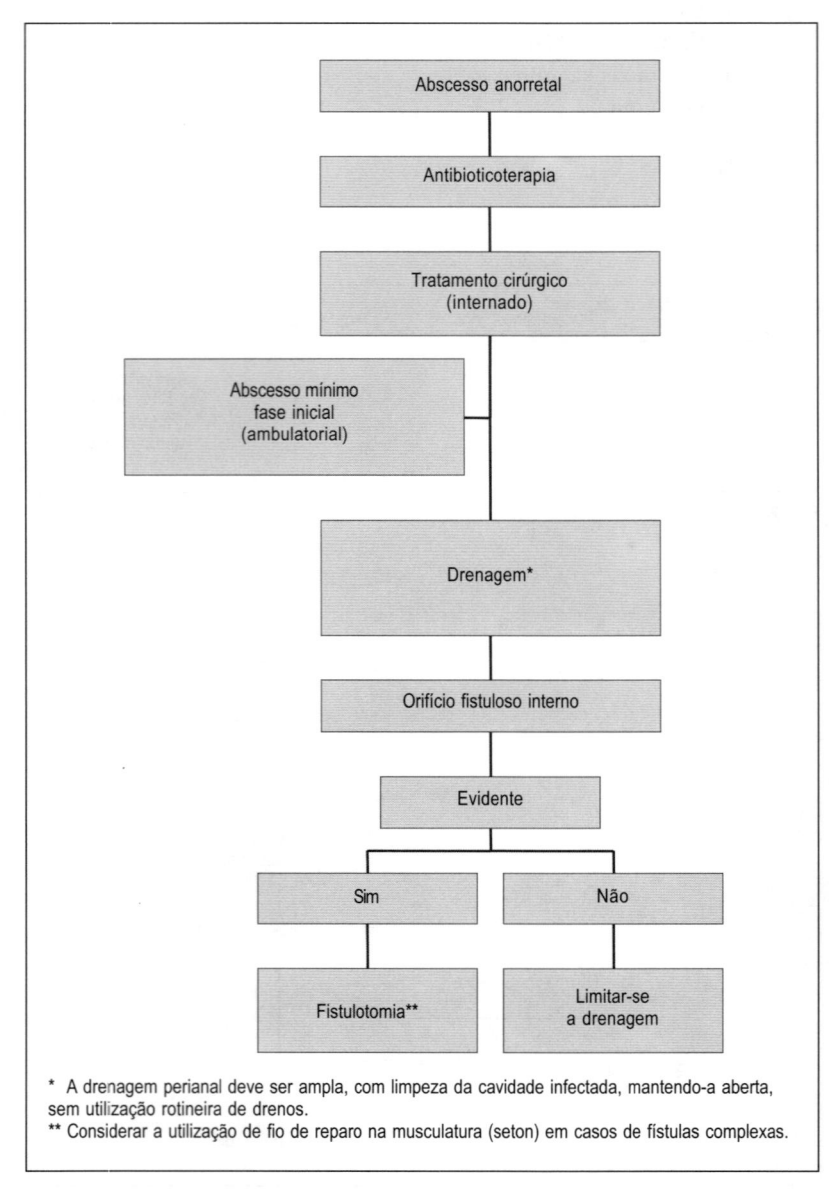

* A drenagem perianal deve ser ampla, com limpeza da cavidade infectada, mantendo-a aberta, sem utilização rotineira de drenos.
** Considerar a utilização de fio de reparo na musculatura (seton) em casos de fístulas complexas.

Fig. 20.3 — *Abscesso anorretal: conduta.*

Comentários

- Abscesso perianal
  - A drenagem deve ser feita próxima ao ânus
  - A individualização do trajeto fistuloso deve ser feita de dentro para fora com cateter maleável
- Abscesso isquiorretal
  - Apresenta potencial de progressão
  - Pesquisar progressão para outro lado (abscesso em ferradura)
  - Avaliar a possível ocorrência de fístula no seguimento ambulatorial pós-operatório (geralmente, acima de 40 dias).
- Abscesso interesfincteriano
  - Drenagem com esfincterotomia
- Abscesso pelvirretal (supra-elevador)
  - Em casos secundários a uma fístula interesfincteriana, a drenagem deve ser feita pelo reto (não drenar pelo períneo pelo risco de ocorrência de fístula alta, acima do plano dos músculos elevadores do ânus)

Lesão de Reto por Empalamento e por Corpo Estranho

Introdução

- A maioria dos casos é causada por motivação sexual ou violência. Em pacientes idosos e psiquiátricos deve-se suspeitar da possibilidade de ingestão acidental de corpo estranho (prótese dentária, palito de dente, osso de frango).

Quadro Clínico

- A apresentação clínica depende de:
  - Tipo de corpo estranho
  - Tempo e da extensão da lesão retal
  - Presença do objeto no local
- As lesões anais e de reto baixo e médio geralmente apresentam-se com:
  - Sangramento retal
  - Dor anal
- As lesões retais altas podem apresentar-se com dor abdominal, sangramento digestivo baixo e sinais de peritonite.

Diagnóstico e Conduta

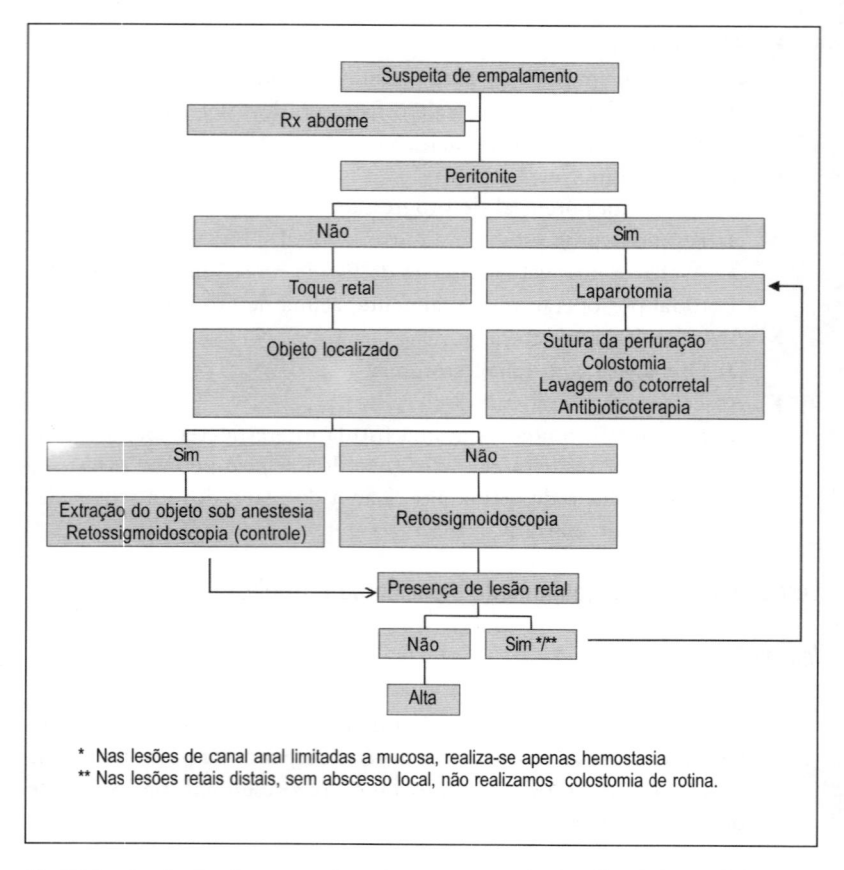

```
Suspeita de empalamento
    │
Rx abdome
    │
Peritonite
  ├── Não ──→ Toque retal ──→ Objeto localizado
  │                              ├── Sim ──→ Extração do objeto sob anestesia / Retossigmoidoscopia (controle)
  │                              └── Não ──→ Retossigmoidoscopia ──→ Presença de lesão retal
  │                                                                      ├── Não ──→ Alta
  │                                                                      └── Sim */** ──┐
  └── Sim ──→ Laparotomia ──→ Sutura da perfuração / Colostomia / Lavagem do cotorretal / Antibioticoterapia
```

* Nas lesões de canal anal limitadas a mucosa, realiza-se apenas hemostasia
** Nas lesões retais distais, sem abscesso local, não realizamos colostomia de rotina.

Fig. 20.4 — *Lesão de reto por empalamento e por corpo estranho: diagnóstico e conduta.*

Cisto Pilonidal Infectado

Quadro Clínico

- Dor sacral acompanhada ou não de febre. Ao exame físico nota-se abaulamento doloroso e hiperemia na região sacrococcígea.
- A drenagem é a conduta de eleição e deve ser feita através de incisão lateral. Esta conduta está associada a menores taxas de recorrência.

Prolapso de Colostomia

Incidência

- Colostomia em alça (5 a 10%).
- Colostomia terminal (2%).
- Ileostomia (3%).

Fatores Predispontes

- Do doente
  - Obesidade, doença pulmonar obstrutiva crônica, aumento da pressão intra-abdominal, redundância intestinal, fraqueza fascial
- Do cirurgião
  - colocação inapropriada do estoma, abertura muito grande da aponeurose

Tratamento

- Encarceramento do estoma prolapsado
  - Com comprometimento vascular
    - Laparotomia, ressecção e criação de novo estoma
  - Sem comprometimento vascular
    - Sedação, posição de Trendelenburg, manipulação cuidadosa e redução do prolapso

Referências Bibliográficas

1. Bascom J. Pilodinal disease: origem from follicles of hairs and results of follicle removal as treatment. Surgery. 1980; 87:P 567-72.
2. Broadwel DC, Jackson BS. Principles of ostomy care. St. Louis. CV, Mosby, 1990.
3. Eftaiha M, Hambrick E, Aberian H. Principles of management of colorecatl foreign bodies.Arch. Surg. 1977; 112:691-695.
4. Hughes F. Mehta S. Anorectal sepsis. Hospital Medicine (London). 2002; 63(3):166-9, 2002.
5. McCourtney JS, Finlay IG. Setons in the surgical management of fistula in ano. Brit. J. Surg. 1995; 82,448-52.
6. Mosqquera DA, Quayle JB. Bascom's operation for pilonidal sinus. J. R. Soc. Med. 1995; 88:45-6.

7. Parks AG, Gordon PH, Hardcastle JD. A classification of fistula-in-ano. Br J Surg 1976; 63:1-12.
8. Pereira JJ. Estrangulamento hemorroidário. Rev. Bras. Coloproctol. 2002; 22(2):115-20.
9. Ramanujam PS, Prasad ML, Abcarian H et al. Perianal abscesses and fistulas: a study of 1023 patients. Dis Colon Rectum 1984; 27:593.
10. Shafik A. A new concept of the anatomy of the anal sphincter mechanism and the physiology of defecation. VI. The central abscess: a new clinicopathologic entity in the genesis of anorectal suppuration. Dis Colon Rectum 1979; 22:336-41.
11. Zuber TJ. Hemorrhoidectomy for thrombosed external hemorrhoids. Am. Fam. Physician. 2002; 65(8):1629-3.

21 Reoperações em Cirurgia Abdominal de Urgência (Não-traumática)

Classificação

- Reoperação programada.
- Reoperação não-programada.

Reoperação Programada

- Reoperação indicada por ocasião da intervenção cirúrgica inicial, que implica laparotomia obrigatória, a despeito da evolução do paciente. Utiliza-se nas seguintes eventualidades:
  - Impossibilidade técnica para o fechamento da cavidade, p. ex., síndrome compartimental abdominal
  - Isquemia mesentérica, quando se opta por ressecção da área necrosada e fechamento temporário das alças
  - Tamponamento com compressas

Reoperação de Necessidade (Demanda)

- A reoperação poderá estar indicada na dependência da natureza da doença. Este tipo de reintervenção era habitualmente indicado quando, por ocasião da laparotomia inicial, em virtude da etiologia e/ou gravidade da doença, entendia-se ser impossível a correção do quadro em um único procedimento. O doente era então submetido a reintervenções com o objetivo de proceder à limpeza da cavidade abdominal. Os exemplos mais comuns eram os casos de pancreatite necro-hemorrágica e de peritonite estercorácea. Baseados em anos de experiência e em dados de literatura que demonstram resultados desfavoráveis nestas situações, tais como exacerbação da resposta inflamatória habitual, piora da função orgânica e maior ocorrência de complicações, a conduta adotada pelo Serviço de Cirurgia de Emergência é contrária à realização sistemática de reoperações para este tipo de eventualidade. Nestas condições a reoperação tem indicação apenas nos casos em que a evolução for desfavorável.

Reoperação Não-programada

- Reoperações realizadas para o tratamento de uma complicação não esperada
    - Exemplo: deiscência de anastomose, sangramento, evisceração etc.

Orientação nas Reoperações

```
                    Afecção cirúrgica abdominal
                              │
                    Indicação cirúrgica
                              │
                    Laparotomia exploradora
          ┌───────────────────┼───────────────────┐
  Tratamento cirúrgico  Tratamento cirúrgico  Tratamento cirúrgico
     "definitivo"        "provavelmente         temporário
                          definitivo"*       "cirurgia abreviada"
          │                   │                   │
   Fechamento primário   Fechamento primário   Laparostomia ou
                                               fechamento temporário
                                                  da cavidade
     ┌────┴─────┐             │                   │
    Cura    Complicação    Evolução           Reoperação
             cirúrgica     favorável           programada
                │         ┌────┴────┐
           Reoperação    Não       Sim
              não                   │
           programada              Cura
```

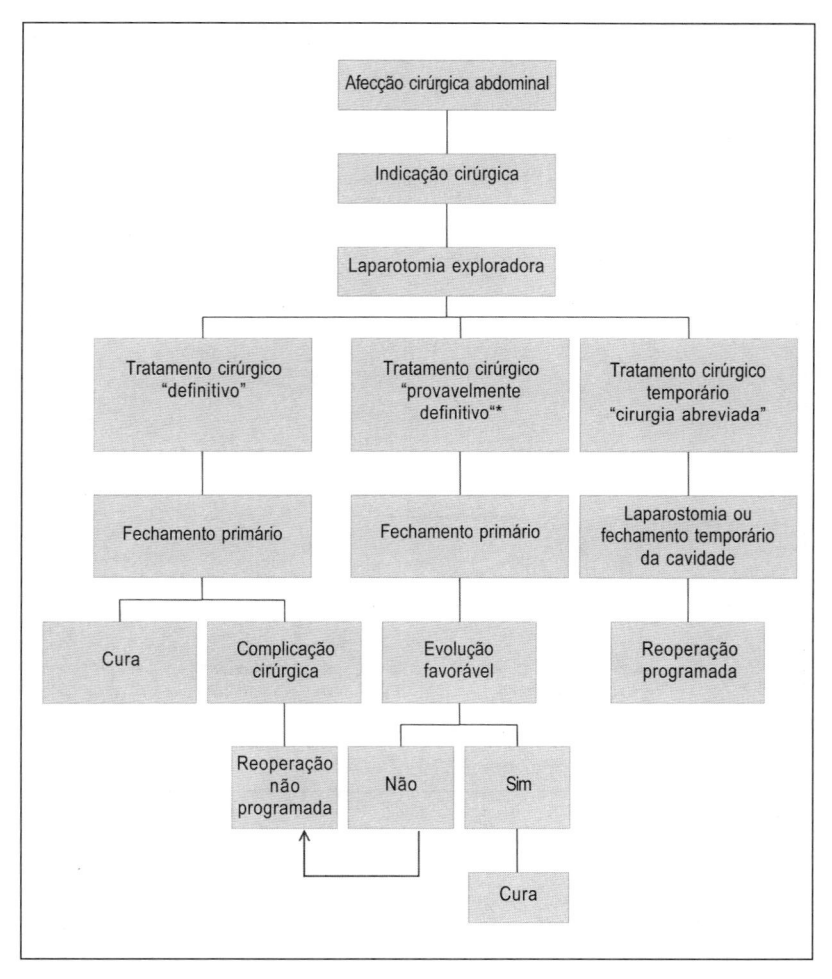

Fig. 21.1 — *Orientação nas reoperações.*

Orientação nas Reoperações Programadas

```
                    Reoperação programada
                            │
              Fechamento da parede abdominal
                 com tela ou plástico
                   ou compressas
                            │
                    Reoperação em
                        24-48h
                            │
                    Tratamento
                     definitivo
                    ┌───────┴───────┐
                   Sim              Não
                    │                │
          Fechamento da parede   Reoperação programada
               abdominal         Laparostomia com tela
```

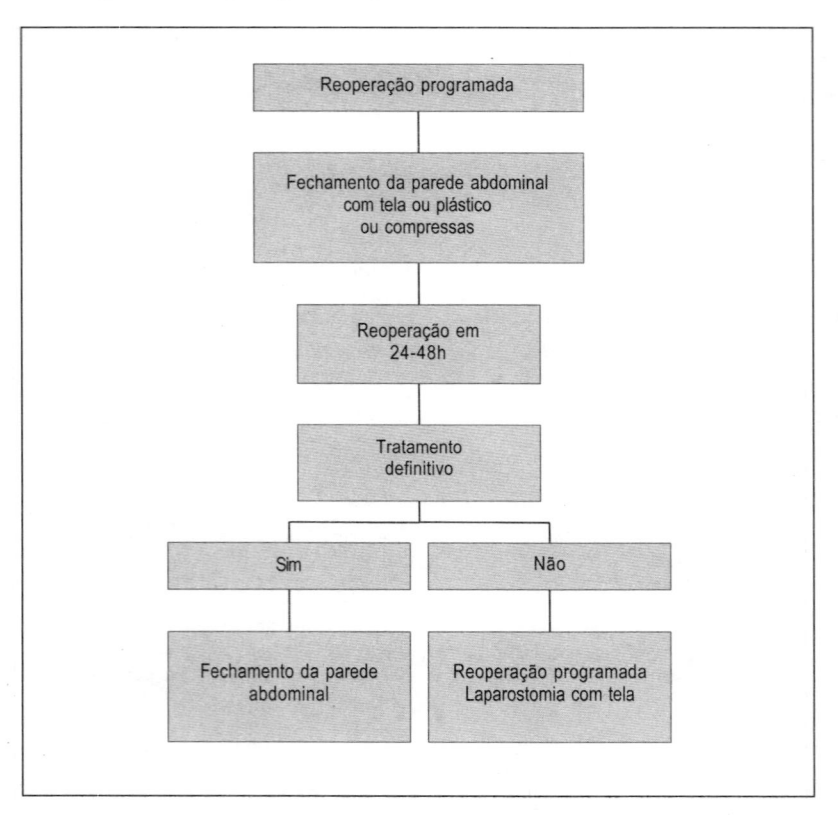

Fig. 21.2 — *Orientação nas reoperações programadas.*

Referências Bibliográficas

1. Bosscha K, Reijnders K, Hulstaert PF, Algra A, Van Der Werken C. Prognostic scoring systems to predict outcome in peritonitis and intra-abdominal sepsis. Brit. J. Surg. 1997; 84(11):1532-4.
2. Bosscha K, Van Vroonhoven TJ, Van der Werken C. Surgical management of severe secondary peritonitis. Brit. J. Surg. 1999; 86(11):1371-7.
3. Chan ST, Esufali ST. Extended indications for polypropylene mesh closure of the abdominal wall. Br J Surg 1986; 73:3-6.
4. Schein M. Surgical management of intra-abdominal infection: is there any evidence? Langenbecks Arch Surg. 2002; 387(1):1-7.

5. Hedderich GS, Wexler MJ, McLean APH, Meakins JL. The septic abdomen: open management with Marlex mesh with a zipper. Surgery 1986; 99:399-408.
6. Holzheimer RG, Dralle H. Paradigm change in 30 years peritonitis treatment — a review on source control. Europ. J. Med. Res. 2001; 6(4):161-8.
7. Hudspeth AS. Radical surgical debridement in the treatment of advanced generalized bacterial peritonitis. Arch Surg 1975; 110:1233-6.
8. Mughal MM, Bancewicz J, Irving MH. Laparostomy: a technique for the management of intractable intra-abdominal sepsis. Br J Surg 1986; 73:253-9.
9. Polk HC Jr, Fry DE. Radical peritoneal debridement for established peritonitis. The results of a prospective randomized clinical trial. Ann Surg 1980; 192:350-5.
10. Schein M. Planned reoperations and open management in critical intra-abdominal infections: prospective experience in 52 cases. World J Surg 1991; 15:537-45.

22 Abdome Agudo no Paciente Imunodeprimido

Introdução

- Os pacientes imunodeprimidos podem ter dor abdominal intimamente relacionada à sua condição imunodeficitária em virtude de infecções oportunistas e neoplasias, assim como em conseqüência de condições cirúrgicas habituais.
- Diversas podem ser as formas de apresentação clínica, quer seja através de quadros inflamatórios, obstrutivos ou perfurativos.

Fatores de Risco

- Estados de imunodeficiência
  - ❑ Primária
  - ❑ Adquirida (SIDA)
- Quimioterapia.
- Imunossupressores.
- Corticoterapia.

Etiologia (dos Quadros de Abdome Agudo)

- Citomegalovírus.
- Tuberculose.

- Micobactérias atípicas.
- Microsporídeos.
- Linfomas não-Hodgkin.
- Sarcoma de Kaposi.
- Tiflite.

Quadro Clínico

- Os sintomas e sinais clássicos de abdome agudo podem não estar presentes.
- O aparecimento de dor abdominal, febre ou distensão abdominal, associado ou não a alteração do leucograma, deve alertar para a possibilidade de ocorrência de quadro abdominal agudo.

Diagnóstico

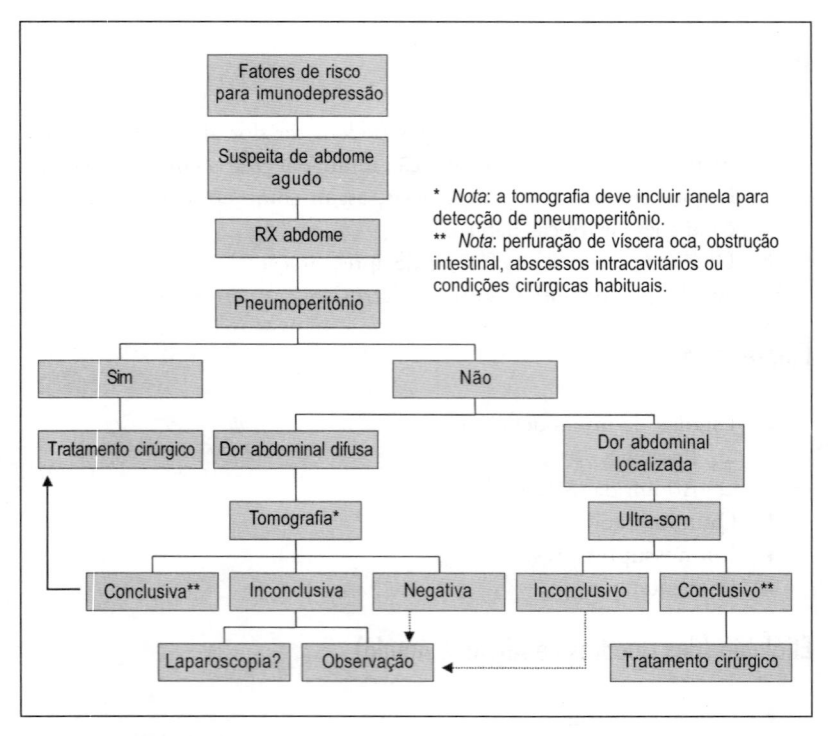

* *Nota*: a tomografia deve incluir janela para detecção de pneumoperitônio.
** *Nota*: perfuração de víscera oca, obstrução intestinal, abscessos intracavitários ou condições cirúrgicas habituais.

Fig. 22.1 — *Diagnóstico.*

Citomegalovírus (CMV)

- Pode causar infecção clinicamente significativa em mais de 50% dos pacientes com SIDA.
- A vasculite da mucosa e submucosa intestinal pode levar à necrose e perfuração.
- A perfuração pode ocorrer em qualquer segmento do tubo digestivo sendo mais comum no íleo terminal e no cólon.
- A infecção do sistema digestório pelo CMV pode causar hepatite, colecistite aguda alitiásica, papilite e pancreatite.

Conduta

```
Laparotomia
    │
Achado intra-operatório
    │
Perfuração intestinal
    │
Suspeita de CMV
    │
IPM > 16
   ┌─────┴─────┐
  Sim         Não
   │           │
Ressecção    Excisão e sutura da lesão ou
e estomia    ressecção com anastomose primária
```

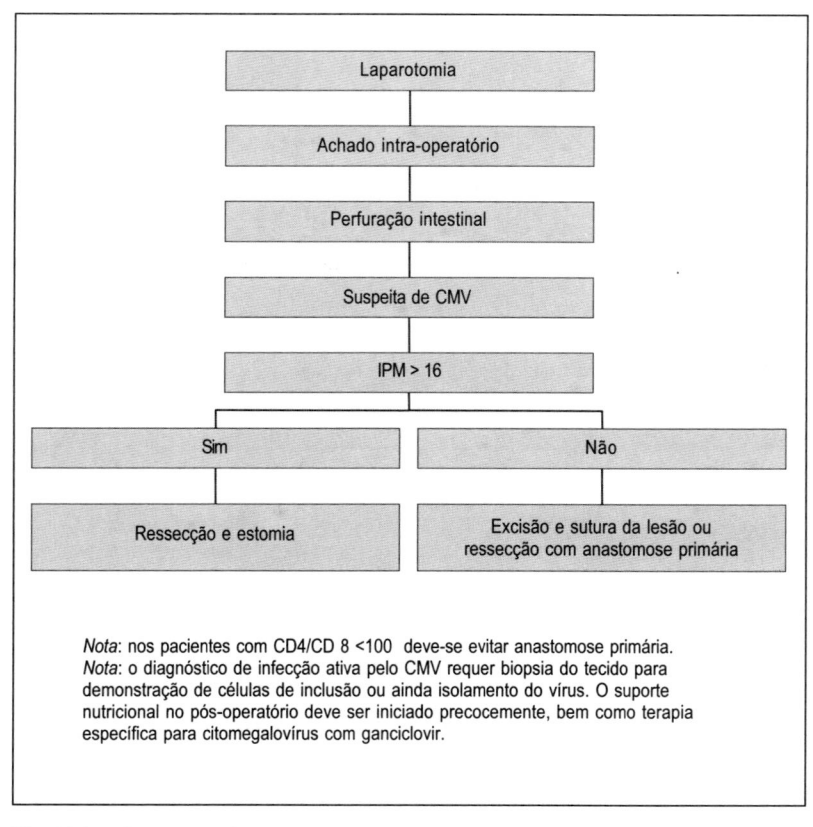

Nota: nos pacientes com CD4/CD 8 <100 deve-se evitar anastomose primária.
Nota: o diagnóstico de infecção ativa pelo CMV requer biopsia do tecido para demonstração de células de inclusão ou ainda isolamento do vírus. O suporte nutricional no pós-operatório deve ser iniciado precocemente, bem como terapia específica para citomegalovírus com ganciclovir.

Fig. 22.2 — *Citomegalovírus: conduta.*

Tuberculose Intestinal

- Forma ulcerativa.
  - Manifestação mais comum é a perfuração intestinal
  - Geralmente acomete o íleo terminal
  - Freqüentemente está associada à tuberculose pulmonar
  - Apresenta-se com dor abdominal e diarréia
- Forma hiperplástica.
  - Manifesta-se com quadro obstrutivo
  - Afeta mais comumente o ceco
  - Ao exame físico pode-se evidenciar tumor palpável

Conduta

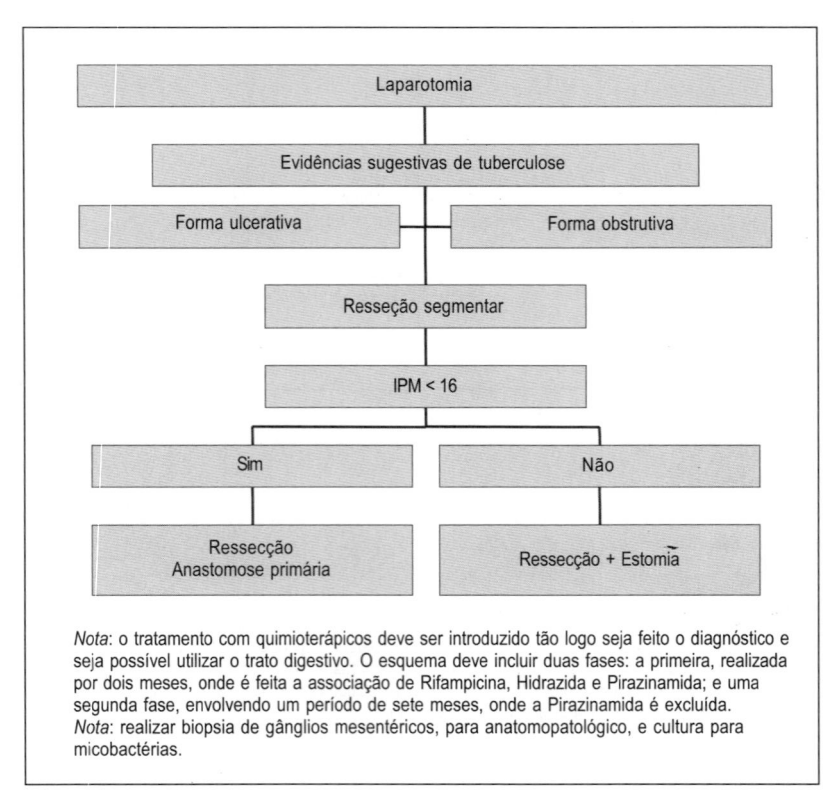

```
                    Laparotomia
                         |
          Evidências sugestivas de tuberculose
                    /              \
          Forma ulcerativa    Forma obstrutiva
                    \              /
                   Resseção segmentar
                         |
                      IPM < 16
                      /      \
                    Sim      Não
                     |        |
              Ressecção    Ressecção + Estomia
         Anastomose primária
```

Nota: o tratamento com quimioterápicos deve ser introduzido tão logo seja feito o diagnóstico e seja possível utilizar o trato digestivo. O esquema deve incluir duas fases: a primeira, realizada por dois meses, onde é feita a associação de Rifampicina, Hidrazida e Pirazinamida; e uma segunda fase, envolvendo um período de sete meses, onde a Pirazinamida é excluída.
Nota: realizar biopsia de gânglios mesentéricos, para anatomopatológico, e cultura para micobactérias.

Fig. 22.3 — *Tuberculose Intestinal: conduta.*

Conduta Intra-Operatória nos Tumores Abdominais em Pacientes Imunodeprimidos

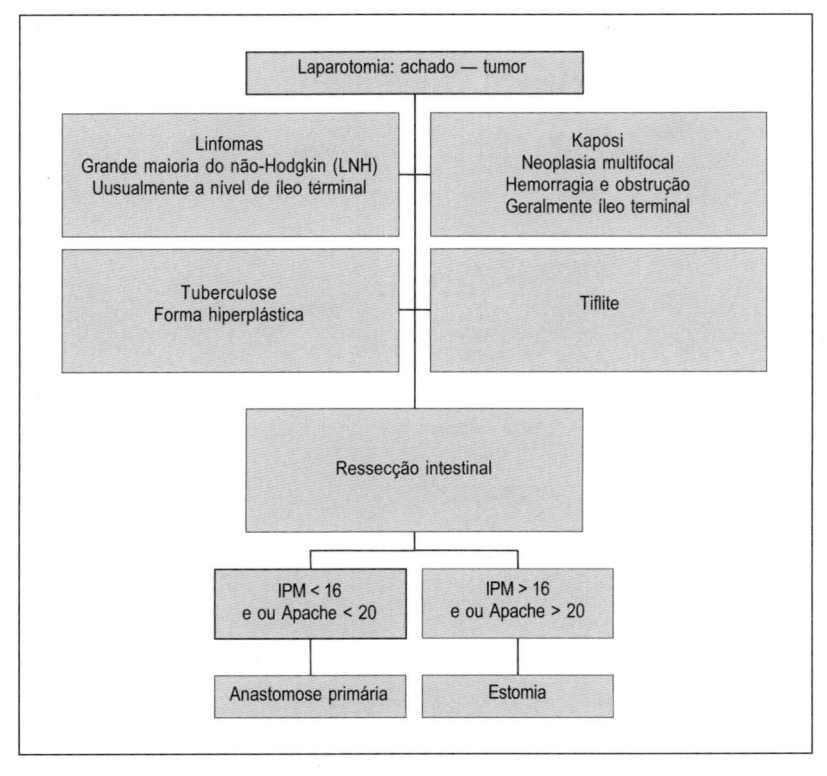

```
                    Laparotomia: achado — tumor

    Linfomas                              Kaposi
Grande maioria do não-Hodgkin (LNH)   Neoplasia multifocal
Uusualmente a nível de íleo terminal   Hemorragia e obstrução
                                       Geralmente íleo terminal


    Tuberculose
  Forma hiperplástica                      Tiflite


              Ressecção intestinal

       IPM < 16                 IPM > 16
     e ou Apache < 20         e ou Apache > 20

   Anastomose primária            Estomia
```

Fig. 22.4 — *Conduta intra-operatória nos tumores abdominais em pacientes imunodeprimidos.*

Tiflite

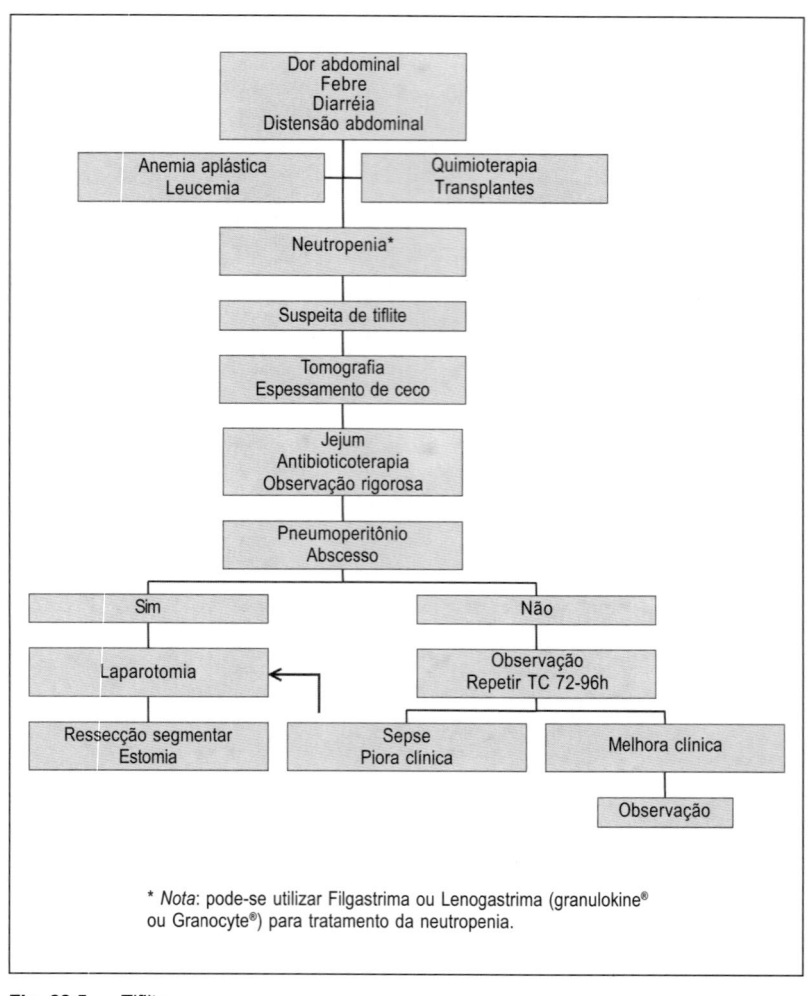

```
                    ┌─────────────────────┐
                    │   Dor abdominal     │
                    │       Febre         │
                    │     Diarréia        │
                    │ Distensão abdominal │
                    └─────────────────────┘
        ┌──────────────────┐      ┌──────────────────┐
        │ Anemia aplástica │      │   Quimioterapia  │
        │     Leucemia     │      │    Transplantes  │
        └──────────────────┘      └──────────────────┘
                         │
                  ┌─────────────┐
                  │ Neutropenia*│
                  └─────────────┘
                         │
                 ┌───────────────────┐
                 │ Suspeita de tiflite│
                 └───────────────────┘
                         │
                 ┌───────────────────┐
                 │     Tomografia    │
                 │ Espessamento de ceco│
                 └───────────────────┘
                         │
                 ┌───────────────────┐
                 │       Jejum       │
                 │  Antibioticoterapia│
                 │  Observação rigorosa│
                 └───────────────────┘
                         │
                 ┌───────────────────┐
                 │   Pneumoperitônio │
                 │      Abscesso     │
                 └───────────────────┘
              ┌──────┴────────┐
           ┌─────┐         ┌─────┐
           │ Sim │         │ Não │
           └─────┘         └─────┘
              │                │
       ┌────────────┐    ┌────────────────┐
       │ Laparotomia│◄───│   Observação   │
       └────────────┘    │Repetir TC 72-96h│
              │          └────────────────┘
     ┌──────────────────┐      │
     │Ressecção segmentar│   ┌──────┴───────┐
     │     Estomia      │   │              │
     └──────────────────┘ ┌─────┐     ┌──────────────┐
                         │Sepse│     │Melhora clínica│
                         │Piora│     └──────────────┘
                         │clínica│           │
                         └─────┘      ┌────────────┐
                                      │ Observação │
                                      └────────────┘
```

* *Nota*: pode-se utilizar Filgastrima ou Lenogastrima (granulokine® ou Granocyte®) para tratamento da neutropenia.

Fig. 22.5 — *Tiflite.*

Doença Biliar e SIDA

- Existem duas formas de doença biliar alitiásica no paciente com SIDA, ambas associadas ao citomegalovírus ou à infecção pelo *Cryptosporidium* ou microsporídeo.
- Colestase
  - Similar à colangite esclerosante
- Colecistite aguda alitiásica (CAA)
  - A CAA é a causa mais comum de laparotomia no paciente com SIDA
  - Mais comum em pacientes com CD4 menor que 200

Colecistite Alitiásica

- Diagnóstico
  - Ultra-som
  - Cintilografia
  - Laparoscopia
- Tratamento
  - Colecistectomia
    - Laparoscopia
    - Laparotomia
    - Considerar, excepcionalmente, a realização de colecistostomia percutânea em doentes críticos, com risco cirúrgico extremo.

Referências Bibliográficas

1. Agarwal S, Gera N. Tuberculosis — An underestimated cause of ileal perforation. J. Indian Med. Assoc. 1996; 94:341-2.
2. Beierle EA, Nicolette LA., Billmire DF, Vinocur CD, Weintraub WH, Dunn SP. Gastrointestinal perforation after pediatric orthotopic liver transplantation. J. Pediatr. Surg. 1998; 33(2):240-2.
3. Catalano O. Computed tomography in the study of gastrointestinal perforation. Radiol. Med. 1996; 91(3):247-52.
4. Cacciarelli AG, Naddaf SY, El-Zeftawy HA, Aziz M. Acute Cholecystitis in Aids Patients: Correlation of Tc-99m Hepatobiliary Scintigraphy With Histopathologic Laboratory Findings and Cd4 Counts. Clin. Nuclear Med. 1998, 23(4):226-8.
5. Kram HB, Shoemaker WC. Intestinal perforation due to cytomegalovirus infection in patients with AIDS. Dis Colon Rectum 1990; 33:1037-40.

6. Robinson G, Wilson SE, Williams RA. Surgery in patients with acquired immunodeficiency syndrome. Arch. Surg. 1987; 122:170-5.
7. Steinman M, Steinman E, Poggetti RS, Birolini D. Urgências cirúrgicas abdominais em pacientes com síndrome da imunodeficiência adquirida. Rev. Ass. Med. Bras. 1996; 42 (1):19-24.
8. Vadalá G, Salice M, Lanfusa G, Caragliano P, Vadalá F, Mangiameli A. Complications of ileal lymphoma. Minerva Chir 1995; 50(11):963-6.
9. Wexner SD, Smithy WB, Trillo C. Emergency colectomy for cytomegalovirus ileocolitis in patients with acquired immunodeficiency syndrome. Dis. Colon Rectum 1988; 31(10):755-61.
10. Whitney TM, Brunel W, Russell TR, Bossart J, Schecter WP. Emergent abdominal surgery in AIDS: Experience in San Francisco. Am. J. Surg. 1994; 168:239-43.
11. Wilson SE, Robinson G, Williams RA. Acquired immune deficiency syndrome. Indications for abdominal surgery, pathology and outcome. Ann. Surg. 1989; 210:428-33.

23. Abdome Agudo na Gestação

Introdução

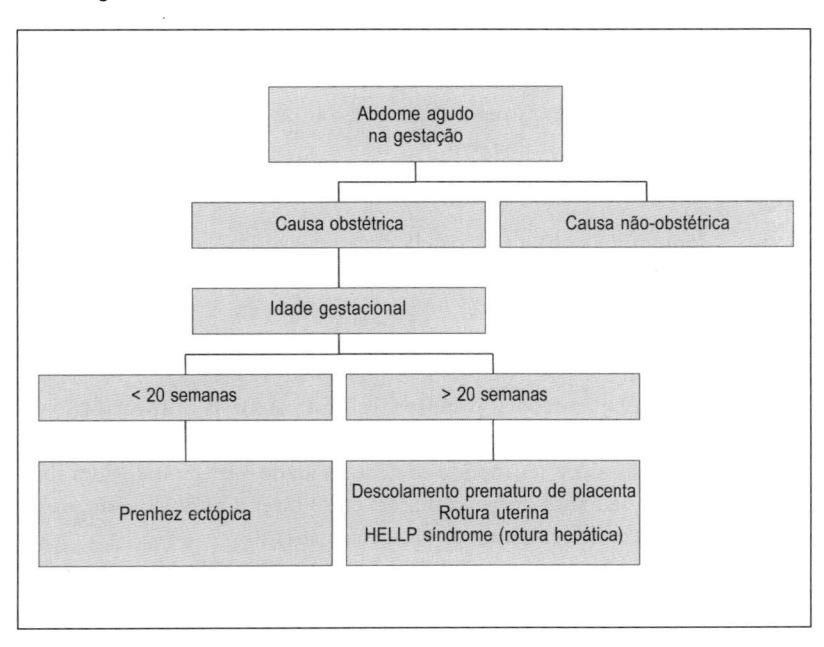

```
                    Abdome agudo
                    na gestação
                    /          \
          Causa obstétrica    Causa não-obstétrica
                |
          Idade gestacional
          /              \
    < 20 semanas         > 20 semanas
         |                    |
    Prenhez ectópica    Descolamento prematuro de placenta
                        Rotura uterina
                        HELLP síndrome (rotura hepática)
```

Fig. 23.1 — *Abdome agudo na gestação: introdução.*

Considerações Gerais

- A freqüência de abdome agudo na gestação varia de 1: 450 a 1: 635.
- As afecções abdominais que acometem a gestante são semelhantes às pacientes não-gestantes, da mesma faixa etária.
- A gestante apresenta uma maior incidência de complicações principalmente em virtude do retardo diagnóstico.
- A cirurgia não eleva o risco de malformação fetal, mas está associada a maior risco de trabalho de parto prematuro (TPP):
  - Incidência de TPP é de 12%.
  - Não há consenso a respeito da eficácia do uso profilático de tocolíticos.
  - Existe o risco dos efeitos colaterais dos medicamentos utilizados na tocólise (β_2-adrenérgicos).

Diagnóstico e Conduta

- O diagnóstico do abdome agudo na grávida costuma ser mais difícil pelas alterações anatômicas e fisiológicas, tais como o aumento progressivo do útero, deslocamento dos órgãos intraperitoneais e presença de leucocitose durante a gravidez.
- Deve-se, preferencialmente, utilizar a ultra-sonografia como método diagnóstico por imagem.
- A radiografia simples de abdome e tórax pode ser usadas, se necessário.
- A tomografia computadorizada deve ser evitada, se possível, no primeiro trimestre. Após este período, poderá ser utilizada, preferencialmente, sem contraste.
- Não se recomenda a utilização da ressonância magnética no primeiro trimestre. Após este período, poderá ser realizada.
- Quanto à laparoscopia, pode ser realizada nos dois primeiros trimestres da gestação, com modificações técnicas.
  - Punção: deve ser modificada com a idade gestacional. Com mais de 20 semanas de gestação, devemos fazer a punção acima da cicatriz umbilical, através da técnica aberta
  - O pneumoperitônio não deve exceder 10mmHg.

Causas não Obstétricas de Abdome Agudo

Apendicite Aguda

- Incidência — 0,05-0,15% das gestações.
- Mais freqüente nos dois primeiros trimestres.
- A posição do apêndice cecal modifica-se com a evolução da gestação, ficando acima da crista ilíaca após o 5º mês.
- A apendicectomia não complicada não oferece riscos (exceto o trabalho de parto prematuro).
- A morbidade relaciona-se ao retardo diagnóstico.

Doença do Trato Biliar

- A colelitíase sintomática ocorre em menos de 1% das gestações, podendo manifestar-se com cólicas biliares, colecistite aguda, coledocolitíase ou pancreatite aguda.
- Os quadros clínico e o diagnóstico são semelhantes aos de paciente não grávida.
- No primeiro trimestre, a cirurgia deve ser evitada se possível. O tratamento conservador falha em 1/3 dos casos.
- Evitar o uso rotineiro da colangiografia intra-operatória na gestação, pelos riscos associados ao contraste e à radiação.

Obstrução Intestinal na Gestação

- As causas mais comuns são: bridas, volvo intestinal e intussuscepção.
- O quadro clínico é semelhante ao da paciente não-grávida, porém como os sintomas podem se sobrepor aos próprios da gestação, pode haver retardo no diagnóstico.
- O diagnóstico é feito habitualmente pelo RX de abdome.
- O tratamento segue os mesmos princípios utilizados para pacientes não grávidas (ver Capítulo 18).

Causas Obstétricas de Abdome Agudo *

Rotura Hepática

- Está associada à disfunção hepática relacionada à hipertensão (HELLP síndrome: hemólise, elevação de enzimas hepáticas e plaquetopenia).
- Ocorre no terceiro trimestre na maioria dos casos.
- O quadro clínico caracteriza-se por dor intensa em hipocôndrio direito (HCD).
- O diagnóstico pode ser feito pela ultra-sonografia.
- Conduta:

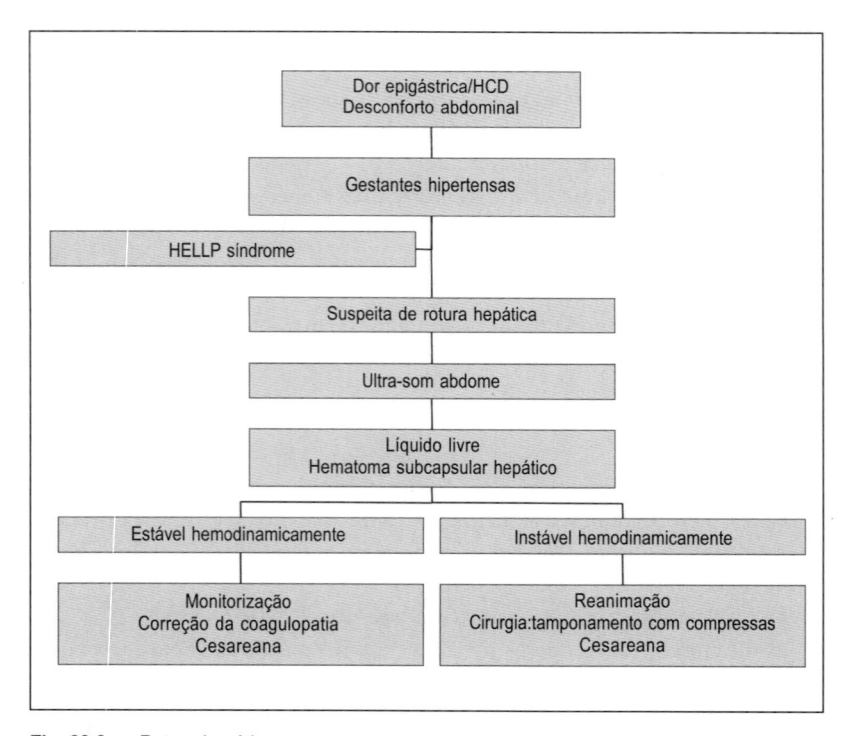

```
Dor epigástrica/HCD
Desconforto abdominal
         │
Gestantes hipertensas
         │
HELLP síndrome
         │
Suspeita de rotura hepática
         │
Ultra-som abdome
         │
Líquido livre
Hematoma subcapsular hepático
    ┌────┴────┐
Estável          Instável
hemodinamicamente  hemodinamicamente
    │                │
Monitorização     Reanimação
Correção da       Cirurgia:tamponamento com compressas
coagulopatia      Cesareana
Cesareana
```

Fig. 23.2 — *Rotura hepática.*

---

* Ver Prenhez ectópica — Capítulo 24

Referências Bibliográficas

1. Andersson RE, Lambe M. Incidence of appendicitis during pregnancy Int. J. Epidemiol 2001, 30 (6):1281-5.
2. Barnette MB, Liu DT. Complication of laparoscopy during early pregnancy. Br Med J 1974; 1:328.
3. Friedman JD, Ramsey PS, Ramin KD, Berry C. Pneumoamnion and pregnancy loss after second trimester laparoscopic surgery. Obstet Gynecol 2002; 99:512-13.
4. Glasgow RE, Visser BC, Harris HW, Patti MG et al. Changing management of gallstone disease during pregnancy. Surg.Endosc. 1998; 12 (3):241-6.
5. Lachman E, Schienfeld A, Voss E et al. Pregnancy and laparoscopic surgery. J Am Assoc Gynecol Laparosc 1999; 6:347-351.
6. Popkin CA, Lopez PP, Cohn SM et al. The incision of choice for pregnant women with appendicitis is through McBurney´s point Am J Surg 2002; 183(1): 20-2.
7. Shay DC, Bhavani-Shankar K, Datta S. Anesthesia for minimally invasive surgery: laparoscopy, thoracoscopy, hysteroscopy. Laparoscopic surgery during pregnancy. Anesthiol Clin North Am 2001; 19:1-7.
8. Steinbrook RA, Bhavani-Shankar K. Hemodynamics during laparoscopic surgery during pregnancy. Anesth Analg 2001; 93:1570-1571.
9. Tracey M, Fletcher HS. Appendicitis in pregnancy Am. Surg 2000; 66(6):555-9.
10. Visser BC, Glasgow RE, Mulvihill KK et al. Safety and timing of nonobstetric abdominal surgery in pregnancy Dig Surg 2001; 18(5):409-17.

24 Abdome Agudo Ginecológico

Causas

```
                    Dor abdominal aguda
                        sexo feminino
                              |
                ┌─────────────┴─────────────┐
         Causas ginecológicas        Causas não-ginecológicas
                |
   ┌────────────┼────────────┐
Evento hemorrágico    Evento isquêmico      Evento inflamatório
Prenhez ectópica rota  Torção de anexos     Moléstia inflamatória pélvica
Cisto de ovário hemorrágico
```

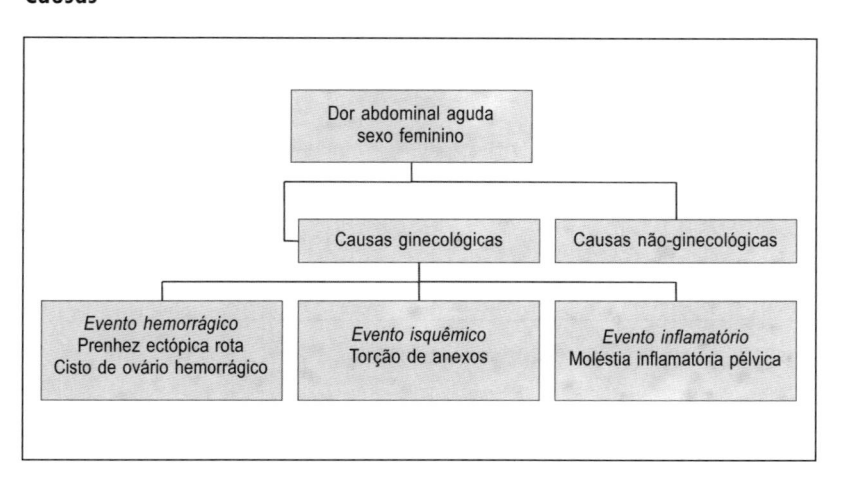

Fig. 24.1 — *Abdome agudo ginecológico: causas.*

Cisto de Ovário Hemorrágico

Quadro Clínico

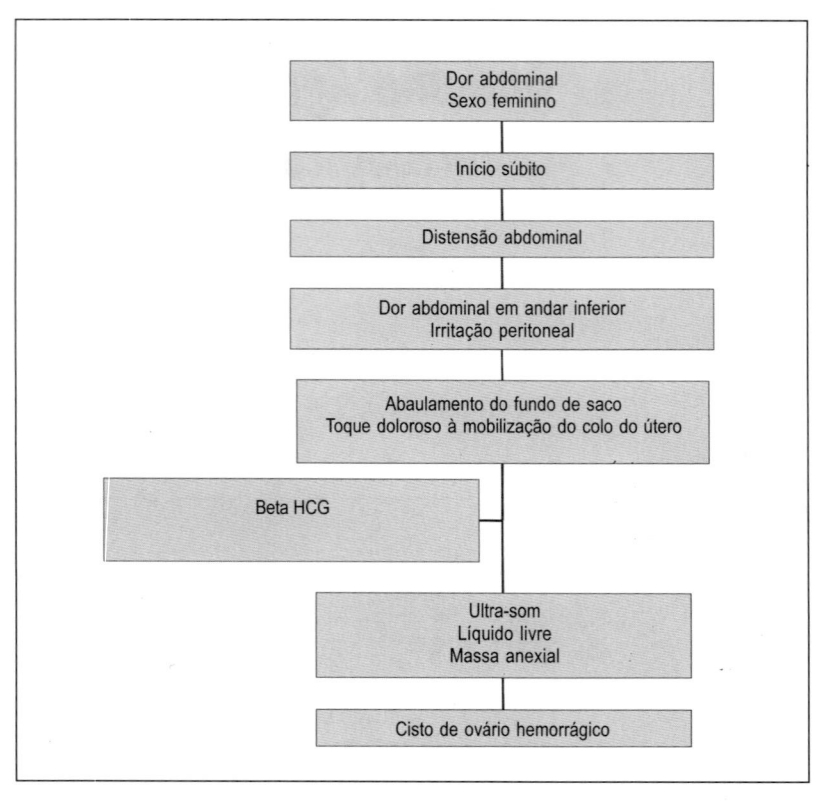

```
Dor abdominal
Sexo feminino
      │
Início súbito
      │
Distensão abdominal
      │
Dor abdominal em andar inferior
Irritação peritoneal
      │
Abaulamento do fundo de saco
Toque doloroso à mobilização do colo do útero
      │
Beta HCG ──┤
      │
Ultra-som
Líquido livre
Massa anexial
      │
Cisto de ovário hemorrágico
```

Fig. 24.2 — *Cisto de ovário hemorrágico: quadro clínico.*

Tratamento

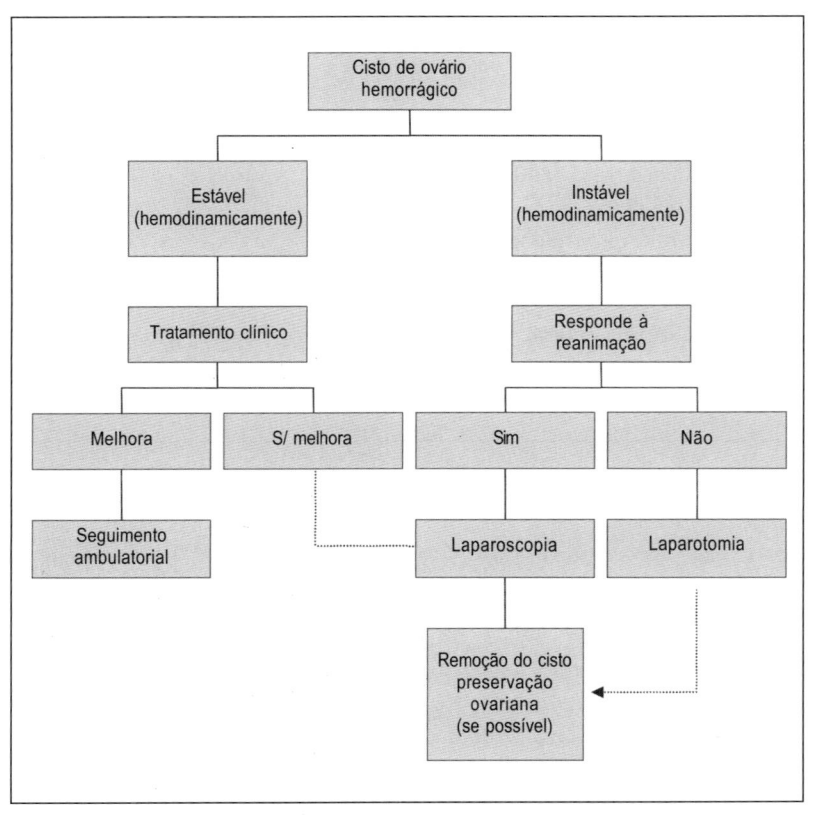

```
                    Cisto de ovário
                      hemorrágico
                    ┌──────┴──────┐
            Estável                 Instável
      (hemodinamicamente)     (hemodinamicamente)
              │                        │
      Tratamento clínico         Responde à
                                 reanimação
         ┌────┴────┐              ┌────┴────┐
      Melhora   S/ melhora        Sim       Não
         │         ┊               │         │
    Seguimento    ┊           Laparoscopia  Laparotomia
    ambulatorial  ┊               │         ┊
                  └───────────────┤         ┊
                              Remoção do cisto
                               preservação    ◄┄┄┄┘
                                 ovariana
                               (se possível)
```

Fig. 24.3 — *Cisto de ovário hemorrágico: tratamento.*

Prenhez Ectópica Rota

Considerações

- Elevada incidência.
- 13% dos óbitos relacionados à gravidez.
- Incidência — 1: 200.
- Fatores de risco
  - Moléstia inflamatória pélvica prévia
  - Gravidez ectópica prévia
  - Uso de dispositivo intra-uterino
  - Cirurgia tubária prévia

Quadro Clínico

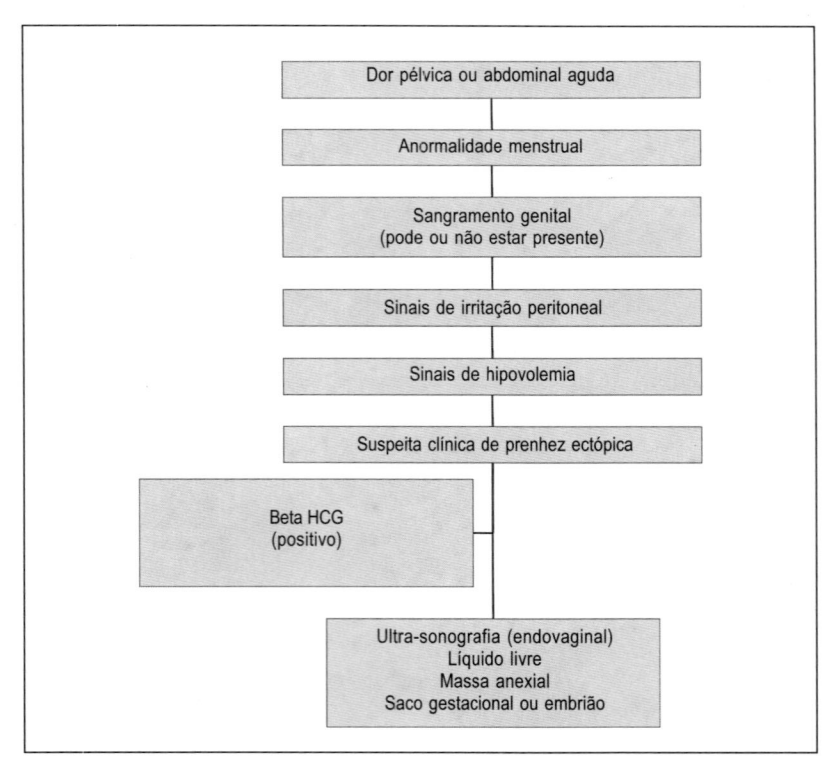

```
Dor pélvica ou abdominal aguda
           │
Anormalidade menstrual
           │
Sangramento genital
(pode ou não estar presente)
           │
Sinais de irritação peritoneal
           │
Sinais de hipovolemia
           │
Suspeita clínica de prenhez ectópica
           │
Beta HCG (positivo)
           │
Ultra-sonografia (endovaginal)
Líquido livre
Massa anexial
Saco gestacional ou embrião
```

Fig. 24.4 — *Prenhez ectópica rota: quadro clínico.*

Conduta

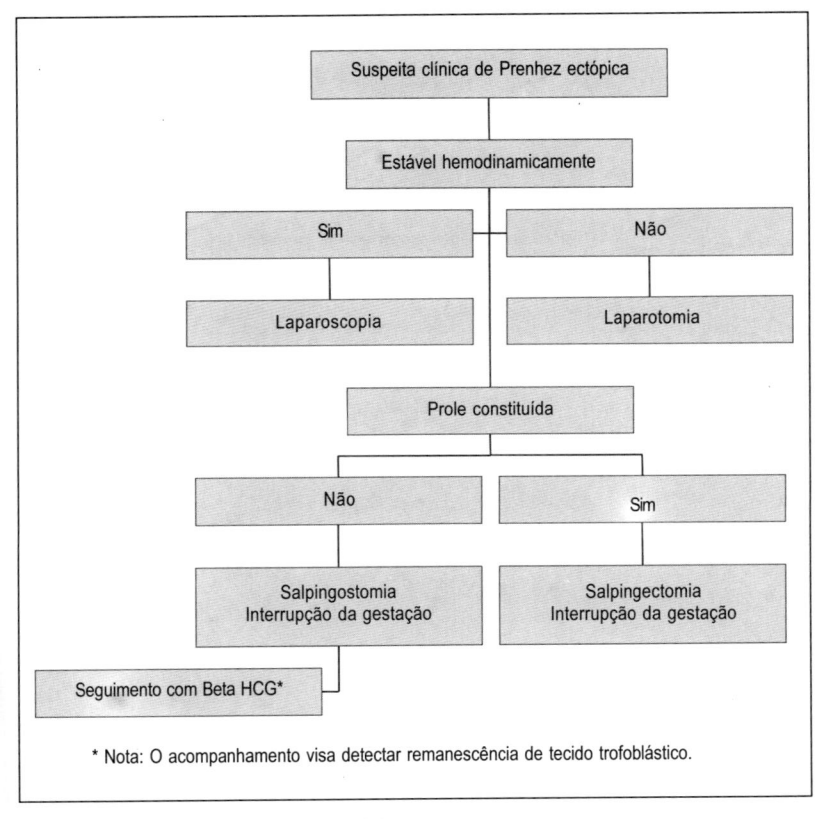

```
Suspeita clínica de Prenhez ectópica
            │
  Estável hemodinamicamente
       ┌────┴────┐
      Sim        Não
       │          │
  Laparoscopia  Laparotomia
       │
  Prole constituída
    ┌──┴──┐
   Não    Sim
    │      │
Salpingostomia    Salpingectomia
Interrupção da gestação  Interrupção da gestação
    │
Seguimento com Beta HCG*
```

* Nota: O acompanhamento visa detectar remanescência de tecido trofoblástico.

Fig. 24.5 — *Prenhez ectópica rota: conduta.*

Torção de Anexos

Considerações

- Acomete geralmente mulheres em idade fértil.
- Habitualmente precedida de cisto ou neoplasia ovariana.

Quadro Clínico

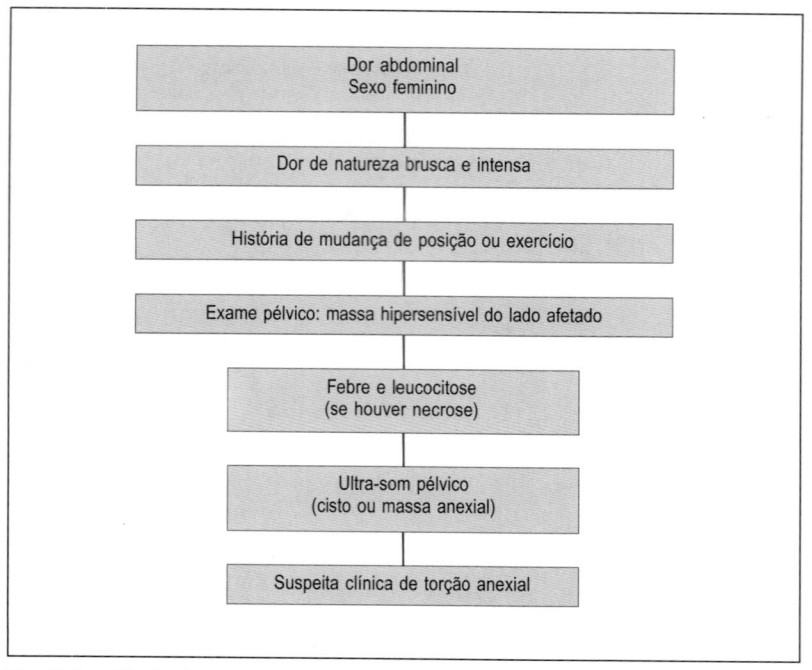

```
Dor abdominal
Sexo feminino
        │
Dor de natureza brusca e intensa
        │
História de mudança de posição ou exercício
        │
Exame pélvico: massa hipersensível do lado afetado
        │
Febre e leucocitose
(se houver necrose)
        │
Ultra-som pélvico
(cisto ou massa anexial)
        │
Suspeita clínica de torção anexial
```

Fig. 24.6 — *Torção de anexos: quadro clínico.*

Tratamento

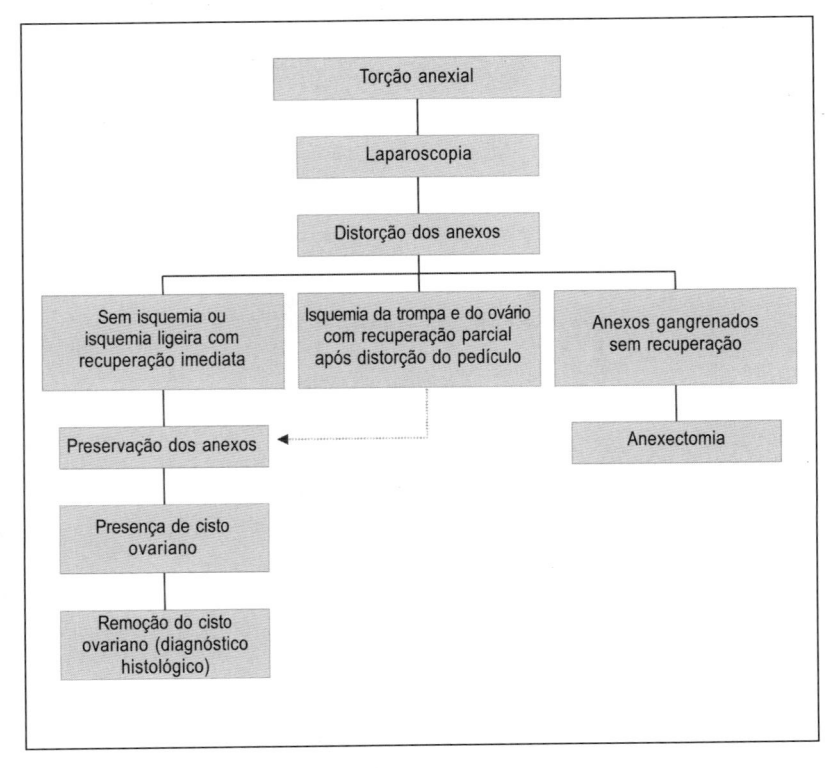

```
                    Torção anexial
                         │
                    Laparoscopia
                         │
                 Distorção dos anexos
          ┌──────────────┼──────────────┐
   Sem isquemia ou   Isquemia da trompa   Anexos gangrenados
  isquemia ligeira   e do ovário com      sem recuperação
  com recuperação    recuperação parcial
     imediata        após distorção do
                       pedículo
          │                                     │
  Preservação dos anexos ◄·········      Anexectomia
          │
    Presença de cisto
        ovariano
          │
    Remoção do cisto
   ovariano (diagnóstico
       histológico)
```

Fig. 24.7 — *Torção de anexos: tratamento.*

Moléstia Inflamatória Pélvica Aguda (MIPA)

Considerações

- Extremamente freqüente (proporções epidêmicas).
- Complicação: abscesso tubo-ovariano.
    - Seqüelas:
        - Gravidez ectópica
        - Salpingite
        - Infertilidade
        - Dor pélvica crônica

- Aderências pélvicas
- Taxa de abscesso tubo-ovariano a partir de MIPA: 1 a 4%.
- Infecção polimicrobiana por acesso de bactérias ao trato genital superior.

Quadro Clínico

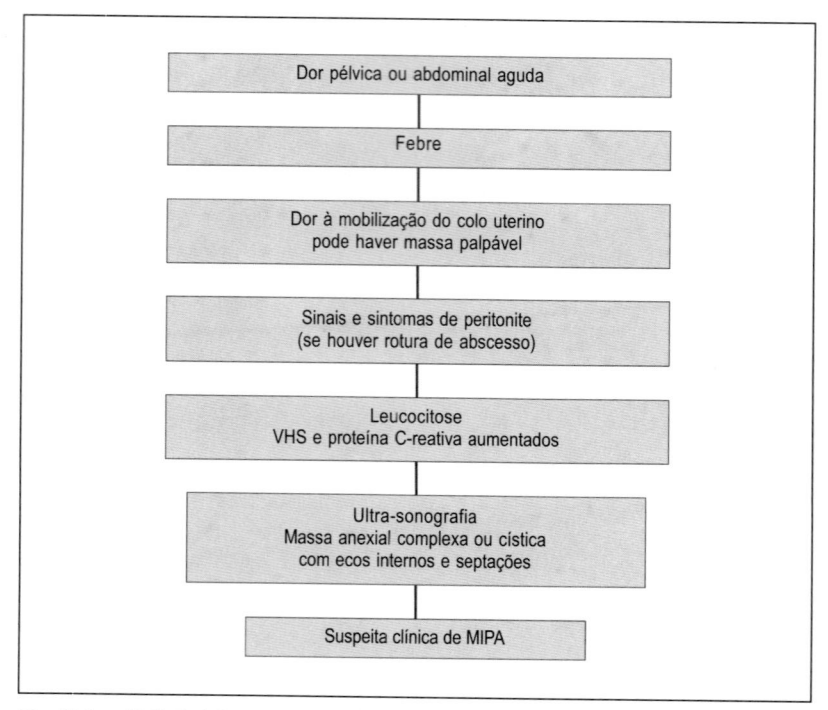

```
Dor pélvica ou abdominal aguda
            │
          Febre
            │
Dor à mobilização do colo uterino
   pode haver massa palpável
            │
Sinais e sintomas de peritonite
  (se houver rotura de abscesso)
            │
         Leucocitose
VHS e proteína C-reativa aumentados
            │
        Ultra-sonografia
  Massa anexial complexa ou cística
    com ecos internos e septações
            │
    Suspeita clínica de MIPA
```

Fig. 24.8 — *Moléstia inflamatória pélvica aguda: quadro clínico.*

Conduta

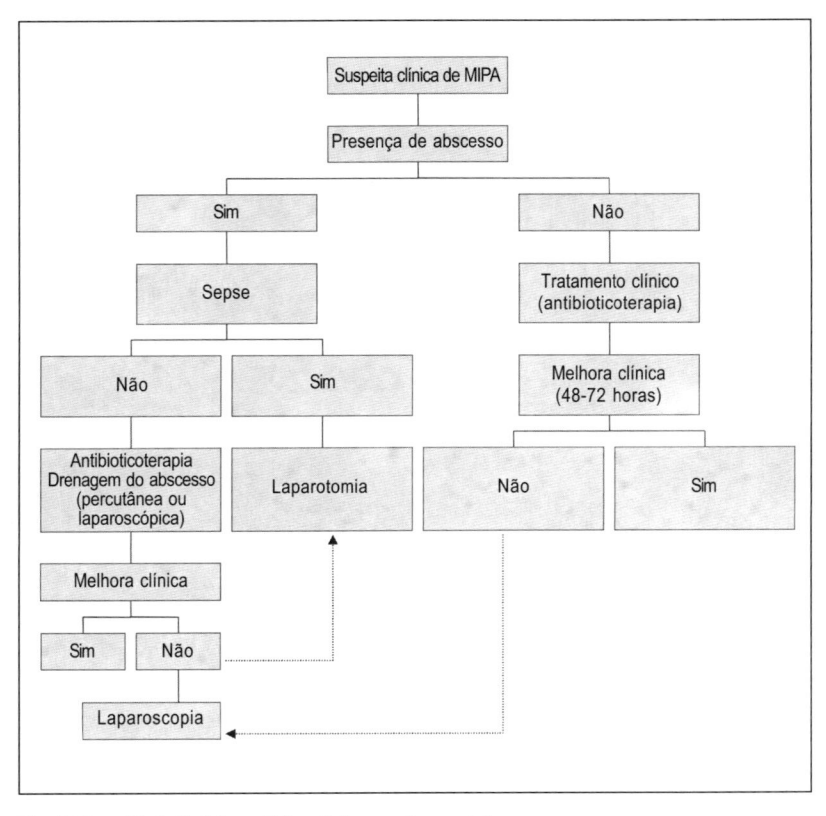

```
                    Suspeita clínica de MIPA
                              |
                    Presença de abscesso
                    /                    \
                  Sim                    Não
                   |                      |
                 Sepse            Tratamento clínico
                /     \           (antibioticoterapia)
              Não     Sim                 |
               |       |           Melhora clínica
    Antibioticoterapia |             (48-72 horas)
    Drenagem do abscesso Laparotomia    /      \
    (percutânea ou                    Não      Sim
    laparoscópica)
         |
    Melhora clínica
       /    \
      Sim   Não
             |
       Laparoscopia
```

Fig. 24.9 — *Moléstia inflamatória pélvica aguda: conduta.*

Referências Bibliográficas

1. Berger GS, Westrom LV, eds. Pelvic Inflammatory Disease. New York, NY: Raven Press; 1992.
2. Blanchard AC, Pastorek JG II, Weeks T. Pelvic inflammatory disease during pregnancy. South Med J. 1987; 80:1363-5.
3. Bongard F, Landers DV, Lewis F. Differential diagnosis of appendicitis and pelvic inflammatory disease: a prospective analysis. Am. J. Surg. 1985; 150:90-6.
4. Fylstra DL. Tubal pregnancy: a review of current diagnosis and treatment. Obst. & Gynecol. Survey. 1998; 53(5):320-8.

5. Landers DV, Sweet RL. Current trends in the diagnosis and treatment of tuboovarian abscess. Am J Obstet Gynecol. 1985; 151:1098-100.
6. Landers DV, Sweet RL, eds. Pelvic Inflammatory Disease. New York, NY: Springer-Verlag, 1997.
7. Makinen J. Current treatment of ectopic pregnancy. Ann Med. 1999; 31(3):197-20.
8. Porpora MG. Gomel V. The role of laparoscopy in the management of pelvic pain in women of reproductive age. Fert. Sterility. 1997; 68(5):765-79.
9. Westrom L. Clinical manifestations and diagnosis of pelvic inflammatory disease. J Reprod Med. 1983; 28(suppl):703-8.
10. Wolner-Hanssen P, Mardh PA, Svensson L, Westrom L. Laparoscopy in women with chlamydial infection and pelvic pain: a comparison of patients with and without salpingitis. Obstet Gynecol. 1983; 61:299-303.

25 Infecção de Partes Moles

Introdução

- Apresentam incidência elevada.
- A gravidade é variável e depende do agente etiológico e da resistência do hospedeiro.
- Os sintomas são usualmente semelhantes nas formas simples e graves, podendo levar a diagnóstico tardio.

Classificação

```
                    Infecção de partes moles
                    /                      \
          Não-necrotizante              Necrotizante
           /          \                  /         \
  S/ sintomas     C/ sintomas
   sistêmicos      sistêmicos
```

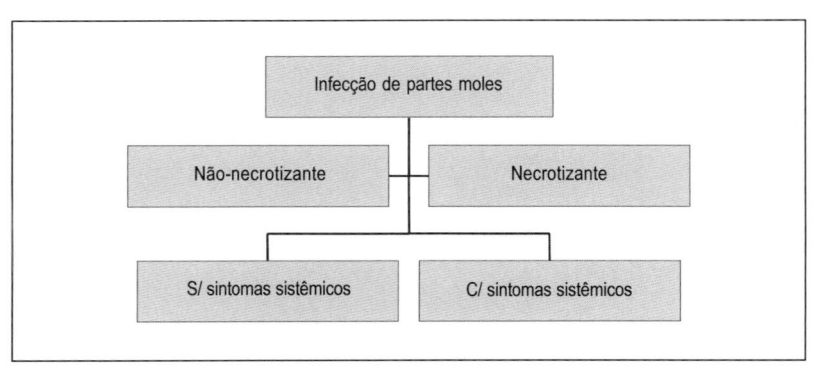

Fig. 25.1 — *Infecção de partes moles: classificação.*

Infecção Não-necrotizante

Apresentação Clínica

**Tabela 25.1
Apresentação Clínica**

Agente	Quadro Clínico	
Impetigo	S. aureus e S. pyogenes	• Infecção altamente contagiosa que se inicia com vesículas e forma crostas na face e nas extremidades em crianças.
Foliculite	S. aureus e S. pyogenes	• Infecção iniciada nos folículos pilosos.
Furúnculo	S. aureus e S. pyogenes	• Extensão da infecção do folículo piloso.
Carbúnculo	S. aureus e S. pyogenes	• Coalescência de furúnculos acometendo tecido subcutâneo.
Erisipela	S. pyogenes	• Edema, eritema, dor e calor da pele.
Celulite	S. aureus e S. pyogenes	• Infecção de pele atingindo também tecido subcutâneo.

Diagnóstico e Conduta

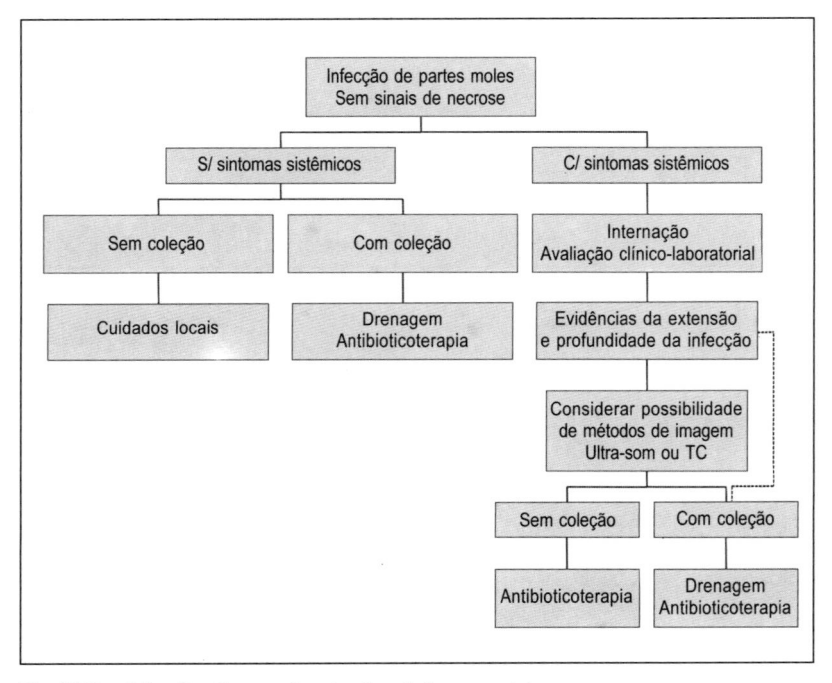

```
                    Infecção de partes moles
                      Sem sinais de necrose
                    ┌──────────┴──────────┐
            S/ sintomas sistêmicos    C/ sintomas sistêmicos
            ┌──────┴──────┐                   │
       Sem coleção   Com coleção         Internação
            │             │        Avaliação clínico-laboratorial
            │             │                   │
      Cuidados locais  Drenagem        Evidências da extensão
                   Antibioticoterapia  e profundidade da infecção
                                               │
                                      Considerar possibilidade
                                       de métodos de imagem
                                         Ultra-som ou TC
                                       ┌───────┴────────┐
                                   Sem coleção     Com coleção
                                       │                │
                               Antibioticoterapia    Drenagem
                                                  Antibioticoterapia
```

Fig. 25.2 — *Infecção não-necrotizante: diagnóstico e conduta.*

173

Infecção Necrotizante

Apresentação Clínica

**Tabela 25.2
Apresentação Clínica**

Agente		Fatores Predisponentes	Quadro Clínico
Gangrena estreptocócica de Meleney	*Streptococcus* ß hemolítico	Pós-cirurgia	• Eritema e febre • Trombose venosa • Gangrena em 4 a 5 dias
Celulite por *Clostridium*	*Clostridium perfringens*	Diabetes, insuficiência vascular	• Lesões dolorosas, restritas à pele e subcutâneo • Abundância de gás
Celulite necrotizante não *Clostridium*	Flora mista (anaeróbio + bacilo Gram -)	Diabetes	• Origem na fáscia profunda • Evolução lenta e sinais cutâneos tardios (ex. S. de Fournier)
Gangrena gasosa ou mionecrose por *Clostridium*	*C. perfringens* *C. histolyticum* *C. septicum*	Pós-cirurgia do TGI* e trauma	• Dor intensa, edema e sinais tóxicos • Secreção fétida • Mionecrose • Gangrena e gás são tardios
Fasciite necrotizante	*Streptococcus* ß hemolítico grupo não A + bacilos Gram -	Diabetes, insuficiência vascular, drogas EV	• Pele pálida e acastanhada • Subcutâneo duro e tenso impedindo palpação muscular
Gangrena bacteriana sinérgica progressiva	Ação sinergética *S. aureus* ou • Pele pálida e *Streptococcus* não-hemolítico	Incisões cirúrgicas estomias	• Lesão gangrenosa c/ três arcos: Externo — hiperemia Médio — violáceo Interno — úlcera

* TGI: trato gastrintestinal

Diagnóstico e Conduta

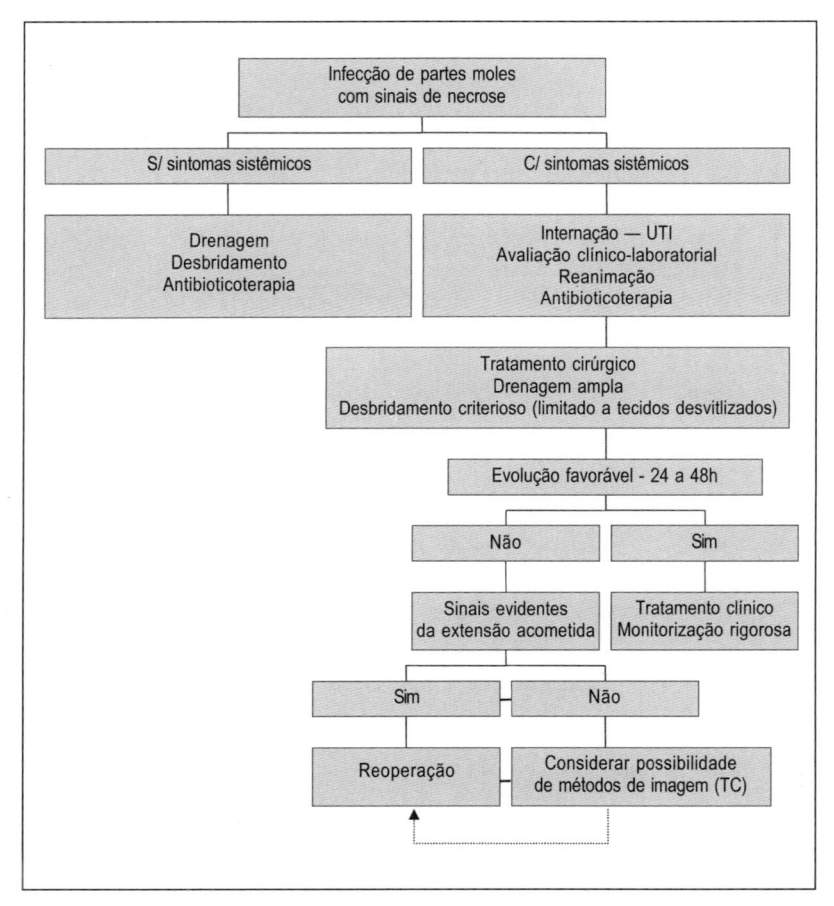

```
                    ┌─────────────────────────────┐
                    │  Infecção de partes moles   │
                    │    com sinais de necrose    │
                    └─────────────────────────────┘
            ┌──────────────┴──────────────┐
┌───────────────────────┐      ┌───────────────────────────────┐
│ S/ sintomas sistêmicos│      │   C/ sintomas sistêmicos      │
└───────────────────────┘      └───────────────────────────────┘
            │                              │
┌───────────────────────┐      ┌───────────────────────────────┐
│     Drenagem          │      │     Internação — UTI          │
│    Desbridamento      │      │ Avaliação clínico-laboratorial│
│   Antibioticoterapia  │      │         Reanimação            │
└───────────────────────┘      │      Antibioticoterapia       │
                               └───────────────────────────────┘
                                              │
                    ┌──────────────────────────────────────────────┐
                    │            Tratamento cirúrgico              │
                    │              Drenagem ampla                  │
                    │ Desbridamento criterioso (limitado a tecidos │
                    │                desvitlizados)                │
                    └──────────────────────────────────────────────┘
                                              │
                           ┌──────────────────────────────┐
                           │  Evolução favorável - 24 a 48h│
                           └──────────────────────────────┘
                              ┌───────────────┴───────────────┐
                         ┌─────────┐                     ┌─────────┐
                         │   Não   │                     │   Sim   │
                         └─────────┘                     └─────────┘
                              │                               │
                   ┌────────────────────┐         ┌────────────────────┐
                   │  Sinais evidentes  │         │ Tratamento clínico │
                   │ da extensão acometida│       │Monitorização rigorosa│
                   └────────────────────┘         └────────────────────┘
                       ┌──────┴──────┐
                   ┌───────┐     ┌───────┐
                   │  Sim  │     │  Não  │
                   └───────┘     └───────┘
                       │             │
                ┌──────────────┐  ┌────────────────────────────┐
                │  Reoperação  │  │ Considerar possibilidade   │
                └──────────────┘  │ de métodos de imagem (TC)  │
                                  └────────────────────────────┘
```

Fig. 25.3 — *Infecção necrotizante: diagnóstico e conduta.*

Síndrome de Fournier

Considerações Gerais

- São infecções necrotizantes pelviperineais (INPP) de caráter agudo que acometem partes moles.
- Têm predomínio no sexo masculino,
- Infecções polimicrobianas (flora mista).
- Início na região pelviperineal, podendo se estender ao retroperitônio, parede abdominal e raiz da coxa.
- Podem estar associadas à elevada morbimortalidade se não tratadas precoce e adequadamente.

Quadro Clínico

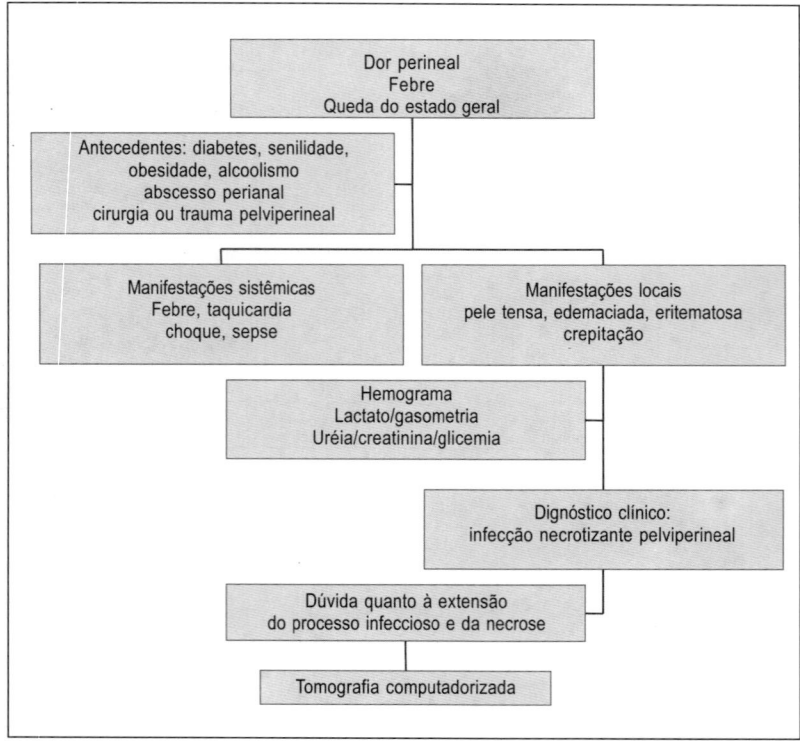

```
                    Dor perineal
                       Febre
                Queda do estado geral

Antecedentes: diabetes, senilidade,
   obesidade, alcoolismo
      abscesso perianal
 cirurgia ou trauma pelviperineal

   Manifestações sistêmicas              Manifestações locais
      Febre, taquicardia           pele tensa, edemaciada, eritematosa
        choque, sepse                          crepitação

                       Hemograma
                    Lactato/gasometria
                   Uréia/creatinina/glicemia

                                    Dignóstico clínico:
                           infecção necrotizante pelviperineal

              Dúvida quanto à extensão
            do processo infeccioso e da necrose

                  Tomografia computadorizada
```

Fig. 25.4 — *Síndrome de Fournier: quadro clínico.*

Conduta

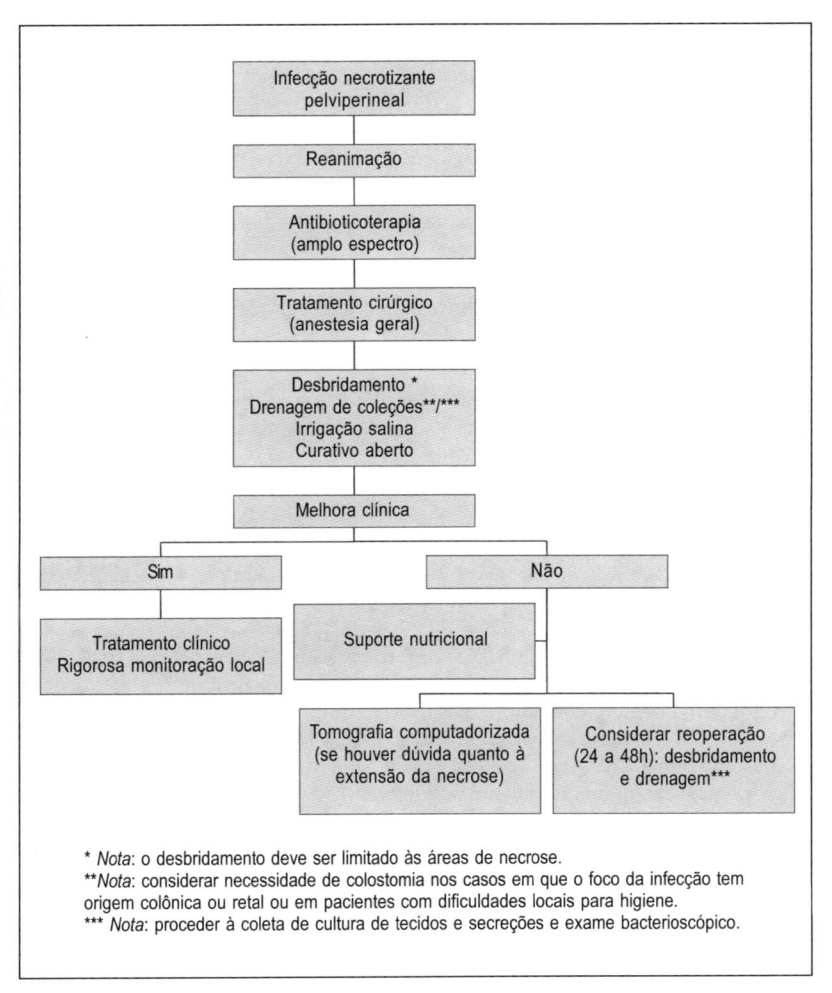

```
Infecção necrotizante pelviperineal
        │
    Reanimação
        │
  Antibioticoterapia
   (amplo espectro)
        │
  Tratamento cirúrgico
   (anestesia geral)
        │
   Desbridamento *
 Drenagem de coleções**/***
    Irrigação salina
    Curativo aberto
        │
    Melhora clínica
    ┌───┴───┐
   Sim     Não
    │       │
Tratamento clínico    Suporte nutricional
Rigorosa monitoração local
                    ┌──────────┴──────────┐
            Tomografia computadorizada   Considerar reoperação
            (se houver dúvida quanto à   (24 a 48h): desbridamento
             extensão da necrose)        e drenagem***
```

* *Nota*: o desbridamento deve ser limitado às áreas de necrose.
**Nota: considerar necessidade de colostomia nos casos em que o foco da infecção tem origem colônica ou retal ou em pacientes com dificuldades locais para higiene.
*** *Nota*: proceder à coleta de cultura de tecidos e secreções e exame bacterioscópico.

Fig. 25.5 — *Síndrome de Fournier: conduta.*

Oxigenoterapia Hiperbárica

- Medida terapêutica auxiliar no tratamento das INPP**.
- Não deve retardar a terapêutica cirúrgica.

** *Nota*: até o momento, não há evidências conclusivas a respeito da sua eficácia.

Tratamento Definitivo

- O tratamento definitivo decorrente da infecção e seqüelas deve ser realizado após a estabilização do quadro clínico e o controle da infecção (sistêmico e local).
- A conduta poderá incluir cirurgias plásticas reconstrutivas, reconstrução do trânsito intestinal e urinário.

Referências Bibliográficas

1. Eke N. Fournier's gangrene: a review of 1726 cases. Brit. J. Surg. 2000; 87(6):718-28.
2. Elliott DC, Kufera JA, Myers RAM. Necrotizing soft tissue infections. Risk factors for mortality and strategies for management. Ann. Surg. 1996; 224:672-83.
3. Green RJ, Dafoe C, Ruffin TA. Necrotizing fasciitis. Chest. 1996; 110:219-29.
4. Korhonen K, Hirn M, Niinikoski J. Hyperbaric oxygen in the treatment of Fournier's gangrene. Eur. J. Surg. 1998; 164:251-5.
5. Laucks SS II. Fournier's gangrene. Surg Clin North Am 1994; 74:1339-52.
6. McHenry CR, Azar T, Ramahi AJ. Monomicrobial necrotizing fasciitis complicating pregnancy and puerperium. Obstet Gynecol 1996; 87:825-6.
7. McHenry CR, Brandt CP, Piotrowski JJ et al. Idiopathic necrotizing fasciitis: recognition, incidence and outcome of therapy. Am. Surg. 1994; 60:490-4.
8. McHenry CR, Piotrowski JJ, Petrinic D et al. Determinants of mortality for necrotizing soft tissue infections. Ann. Surg. 1995; 221:558-65.
9. Schmid MR, Kossman T, Duewell S. Differentiation of necrotizing fasciitis and cellulitis using MR imaging. Am J Roentgenol. 1998; 170:615-20.
10. Shupak A, Shoshani O, Goldenberg I, Barzilai A, Moskuna R, Bursztein S. Necrotizing fasciitis: an indication for hyperbaric oxygenation therapy? Surgery. 1995; 118:873-8.
11. Stephens BJ, Lathrop JC, Rice WT, Gruenberg JC. Fournier's gangrene: historic (1764-1978) versus contemporary (1979-1988) differences in etiology and clinical importance. Am. Surg. 1993; 59:149-54.
12. Wall DB, Klein SR, Black S et al. A simple model to help distinguish necrotizing fasciitis from non-necrotizing soft tissue infection. J.Am. Coll. Surg. 2000; 191:227-31.

Impresso por:

Edil
Artes Gráficas

Tel/Fax: (21) 2501-7560
E-mail: grafica.edil@openlink.com.br